静脉治疗

CLINICAL GUIDE TO INTRAVENOUS THERAPY

临床指导手册

主 编　王晓靖　陆　皓

副主编　王宏玲　汉瑞娟　李　娟

编　委（按姓氏笔画排序）

冯　霞　　庄凯鹏　　许硕葵

余慧云　　张晓燕　　金　星

宗雪莲　　郭　满　　移　燕

梁顺玉　　董　鹤

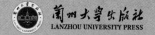

兰州大学出版社
LANZHOU UNIVERSITY PRESS

图书在版编目（ＣＩＰ）数据

静脉治疗临床指导手册 / 王晓靖，陆皓主编. -- 兰
州：兰州大学出版社，2017.5
ISBN 978-7-311-05152-5

Ⅰ. ①静… Ⅱ. ①王… ②陆… Ⅲ. ①静脉注射－输
液疗法－手册 Ⅳ. ①R457.2-62

中国版本图书馆CIP数据核字(2017)第092668号

策划编辑　李　晖
责任编辑　佟玉梅
封面设计　陈　文

书　　名　静脉治疗临床指导手册
作　　者　王晓靖　陆　皓　主编
出版发行　兰州大学出版社　（地址:兰州市天水南路222号　730000）
电　　话　0931-8912613(总编办公室)　0931-8617156(营销中心)
　　　　　0931-8914298(读者服务部)
网　　址　http://www.onbook.com.cn
电子信箱　press@lzu.edu.cn
印　　刷　甘肃北辰印务有限公司
开　　本　710 mm×1020 mm　1/16
印　　张　13.75
字　　数　236千
版　　次　2017年5月第1版
印　　次　2017年5月第1次印刷
书　　号　ISBN 978-7-311-05152-5
定　　价　30.00元

前　　言

　　静脉治疗是临床护理工作中常见的、基本的、应用广泛的护理操作技术，经过了几百年的发展历史，静脉治疗在临床中得到了广泛的应用和快速的发展，尤其是近年以来，新理念、新技术、新用具、新设备像雨后春笋般地涌现出来，使静脉治疗专业化护理在我国取得了长足的发展。

　　1997年初兰州军区兰州总医院在西北地区率先引进PICC技术，并先后协助甘肃、青海、宁夏等地多家医院开展此项技术。2010年医院组织成立静脉治疗学组，主要负责修订和完善静脉输液操作技术规范，组织系统知识培训，督促并指导各科室静脉治疗质量管理和持续改进，培养静脉治疗专科护士，组织疑难、特殊病例会诊与治疗，目前已完成PICC置管及维护一万余例。通过临床实践与学习，静脉治疗学组组织编写了《静脉治疗指导手册》《PICC日常维护手册》《PICC健康宣教手册》《静脉治疗临床管理与实践》。2015年5月医院组织成立了静脉治疗门诊，为广大患者提供了安全、规范、专业的服务，初步实现了静脉治疗的延续护理。这几年我们不断探索、积累经验、查阅文献，在静脉治疗专业化护理发展方面取得一些成效，编写了《静脉治疗临床指导手册》一书，希望能够为各级医院临床护理人员提供一些帮助。

　　《静脉治疗临床指导手册》是兰州军区兰州总医院静脉治疗学组成员集思广益、群策群力的结晶。本书注重科学性、有效性、实用性、安全性。由于编者水平有限，编写中可能存在错误疏忽，敬请读者批评指正。

编　者

2017年4月

目　录

第一章　静脉输液治疗的概述与基础理论知识

静脉输液治疗是通过静脉给予液体、药物、营养制品、全血或血制品的治疗方法，是一项具有高度技术性和专业性的治疗方法。美国输液护士协会（Infusion Nurses Society，INS）对静脉输液护理的定义是"在体液与电解质、药理学、感染控制、儿科、血液制品输注治疗、胃肠外营养、抗肿瘤治疗及质量管理方面从事静脉输液的技术与临床实践"。早期仅用于危重患者，如今已成为临床治疗与营养支持的重要手段。随着科学技术的进步、静脉输液器具的革新及护理服务理念的发展，静脉输液治疗从单纯的护理技术操作逐步涉及多学科、多领域的知识与技能，已成为备受关注的专业领域。

第一节　静脉输液治疗的发展历史

1628年，英国医生William Harvey发现了血液循环，认识到血液的运输作用，提出了血液循环理论，为静脉输液治疗奠定了基础。

1656年，英国医生Christopher Wren和Robert使用羽毛管针头和动物膀胱，将治疗药物注入狗的静脉内，这是历史上首次将药物注入血液循环的医疗行为。

1662年，德国J. Major首次将药物注入人体，但最终因感染导致病人死亡。

1665年，英国生理学家、医生Richard Lower通过银管将两狗的颈动脉和颈静脉相连接，成功实现了动物与动物输血实验，从而提出输血理论。

1967年，法国医生Jean Denis为一位长期顽固高热的15岁男孩输入羊血后，病人身体恢复。此后提出了动物与人的输血方式，引发医生纷纷尝试动物与人之间的输血。

1687年，许多病人输入动物血后出现了窒息、血液凝集等症状，最终病人和动物均死亡。因此，法国教会和国会赦令禁止了动物与人的输血方式，输血从此中断了一个半世纪之久。

1818年，英国产科医生James Blundell首次成功实施人与人输血，成为同种输血的成功者，再次激起医学界对输血的兴趣。但是当时我们对血型缺乏认识，输血后导致的并发症发生率很高，无法用科学解释输血的成功与失败的原因。为解决血液凝固的抗凝问题，英国产科医生Hicks首次使用磷酸钠作为抗凝剂，随后瑞士生理学教授Arshus改用草酸盐作为抗凝剂，最终选择了无毒的柠檬酸盐。

1832年，欧洲暴发霍乱，爱丁堡内科医生William Shaughnessy发现霍乱病人血液中水和钠的丢失。苏格兰医生Thomas Latta受到Shaughnessy启发，尝试将煮沸的盐水注入病人的体内，以补充丢失的体液，治疗效果明显，此次方法在以后瘟疫暴发时被广泛应用。

1874年，德国病理学家Ponfik和Landois进行系列研究，成功攻克了最大难题——溶血反应。Ponfik提出血红蛋白尿是由于供血者的血细胞破坏，Landois于1875年发表大量输血病例分析研究的论文，提出"血液不合"或"血液相异"是导致溶血反应的原因。

19世纪后叶，英国外科医生Lister提出了无菌理论和方法。法国微生物学家Louris Pasteur借助显微镜发现了微生物引起的感染以及Florence Seibert发现热源后，静脉输液才有了安全保证。

20世纪40年代，第二次世界大战爆发，这是输血治疗史上非常重要的时期，在此期间输血治疗被广泛应用于挽救伤员的生命。1940年以前，静脉输液是由医生操作的医疗行为，护士只能协助准备输液用物。第二次世界大战期间，医生不再有充分的时间完成静脉输液治疗，护士的责任范围得以扩展。

第二节　静脉输液治疗技术的发展

静脉输液是临床抢救和治疗的重要给药途径之一。随着医学发展，静脉输液技术有了阶梯式发展，从传统的头皮针静脉输液发展到外周静脉留置套管针输液，再到深静脉穿刺中心静脉置管术（CVC）及外周静脉穿刺中心静脉置管术（PICC），而植入式静脉输液港（VPA）是近年来临床静脉输液的最新技术，此项技术大大提高了患者的生存质量。

一、头皮钢针

传统静脉输液术即金属针穿刺外周浅静脉的有针静脉输液技术，分为直针穿刺和头皮针穿刺。直针穿刺临床已经不再使用。国内普遍使用的静脉输液穿刺法是头皮针穿刺外周浅静脉，主要用于短期输液治疗，静脉穿刺条件良好，患者合作，药物对血管刺激性小等情况。使用头皮钢针穿刺静脉输液增加了患者反复穿刺的痛苦，同时易增加化学性静脉炎及职业暴露发生率等不良后果。所以国外大多数国家目前已取消了头皮钢针使用。2014年我国卫生部静脉输液行业标准中强调头皮钢针宜用于短期或单次给药，而腐蚀性药物不应使用头皮钢针，临床应严格按照卫生部要求选用，但目前我国静脉输液现状与卫生部静脉输液行业标准的要求及美国静脉输液"钢针零容忍"的目标还存在很大的差距。

二、外周静脉留置套管针

1964年，美国BD公司发明了第一代静脉留置针，此静脉留置针是由不锈钢的芯、软的外套管及塑料针座组成。穿刺时将外套管和针芯一起刺入血管中，当套管送入血管后，抽出针芯，仅将柔软的外套管留在血管中。此法具有穿刺次数少、刺激小、安全、迅速、易于操作、便于固定、减少护士工作量、减轻患者痛苦等优点。这项发明在欧盟国家很快被普及应用。1994年静脉留置针由美国BD公司推广到我国，经历了多年的发展，留置针经过研究、更新，目前可供临床使用的留置针种类繁多，大致可分为开放式、密闭式、安全留置针和逆流型。开放式留置针就是留置针后面直接与空气接触，主要有直式和带侧翼两类，根据能否加药又分加药壶型与非加药壶型。此种留置针穿刺结束后，后面的血会流出，易造成血源性污染。密闭留置针对上述缺点进行了改进，它后面是一段密闭的延长管，血液不会出现回流，根据液路的不同分直型和Y型。安全留置针是留置针里的钢针退出后，针尖自动带有保护套，既能防针刺伤又防血液污染。防逆流密闭式留置针能在临床使用过程中防止血液逆流，减低血液污染的危险，达到正压封管效果，能有效防止留置针回血、堵管现象。目前，静脉留置针的临床应用范围不断扩大，已从各级医院普及到家庭。

三、中心静脉置管

这是一种经锁骨下静脉、颈内外静脉、股静脉或外周的肘部静脉插入并开口于上腔静脉、下腔静脉或右心房的导管。20世纪90年代，中心静脉置管开始应用于肿瘤患者的静脉给药，既为化疗患者建立了良好静脉通路，又解除了化疗药物对浅静脉的损伤，还便于进行高营养治疗。由于其具有置管时间长、输液种类广泛等优点，目前临床上常用于深静脉穿刺置管以建立快速补液通道，监测中心静脉压，行静脉高营养治疗，输注化疗药物。置管于浆膜腔以引流积液、积气，治疗肝脓肿，进行胆管引流及造影，置入膀胱缓解急性尿潴留压迫症状等。临床上常用的穿刺途径有颈内外静脉、锁骨下静脉、股静脉等。根据患者外周血管情况及具体治疗要求选择不同置管，三种穿刺途径各有不同特点。锁骨下静脉置管的穿刺点在锁骨下方，适合于短期静脉化疗患者及外周静脉血管太细，不宜使用经外周静脉置入的中心静脉导管（PICC）的患者。锁骨下静脉置管穿刺技术要求较高，易出血，且有引起并发症（如血气胸、锁骨下动脉损伤、纵隔血肿、空气栓塞、血栓形成等）的危险，应用中受到一定限制，常不作为化疗患者首选。为避免和减少并发症发生，操作者要熟悉解剖结构，技术熟练，严格执行操作规程及无菌技术，掌握穿刺适应证和禁忌证，并采取相应的防治措施，以免造成严重后果。与锁骨下静脉置管相比，颈内静脉置管术相对简便且并发症少。如患者行气管切开，因外伤而致颈部肿胀明显，或凝血时间异常而又必须快速建立静脉通路时，可选择股静脉穿刺。

四、经外周静脉置入的中心静脉导管

它是指由外周静脉（贵要静脉、肘正中静脉、头静脉、肱静脉等）置管，使导管尖端位于上腔静脉中下段的方法。从20世纪80年代起，此方法在国外开始应用，1997年进入我国，最早在北京协和医院开始应用，在国内有多年的应用历史。最早设计的PICC为单腔导管，第二代和第三代导管已经发展到二腔或者三腔瓣膜式，改善了原来导管易堵塞和液体流速慢等缺点，而且导管更加柔软，管壁更加光滑，能有效防止附壁血栓的形成。药物通过导管注入血液被迅速稀释，从而解除了药物对周围血管的损伤，保护了上肢血管网，减轻了患者因反复穿刺及静脉输入高刺激药物引起的疼痛，保证了静脉药物治疗的顺利实施及营养物质的供给，已经得到广大患者的青睐。PICC穿刺点在外周静脉，较中心静脉置管更直观，且周围无重要组织结构，操作无创伤，感染率低，穿刺风险明显减少，可避免潜在并发症的发生。

五、植入式输液港

通常又称植入式中央静脉导管系统（CVPAS），简称输液港，是一种可以完全植入体内的闭合静脉输液系统，是中心静脉血管通路器材，特别为需要长期及重复输注药物的患者设计。主要由注射座和静脉导管组成，可用于输注各种药物、补充液体、营养支持、输血、血标本采集等。输液港是近年来临床静脉输液的最新技术，国外自20世纪80年代开始用于临床，国内尚未广泛开展。该技术经锁骨下静脉穿刺置管后把导管送入上腔静脉，导管另一端和穿刺座相连埋置于胸壁皮下组织中并缝合固定，患者体表可触摸到圆形穿刺座。输液时将无损伤针头经皮肤垂直刺入注射座即可。此法可避免反复穿刺，同时可将药物直接输送中心静脉，防止刺激性药物对外周静脉的损伤，可作为患者永久性通路。与其他输液途径相比，此法并发症的发生率低，对患者活动限制少。此法既攻克了普通深静脉置管无法长期留置的难题，又较好地解决了外周静脉输液对患者日常活动影响较大的问题，大大提高了患者的生活质量。

第三节　静脉输液治疗器具的变革

一、静脉输液系统的发展

随着静脉输液的不断发展，静脉输液的包装形式也经历了重大变革，共经历三代，即开放式、半开放式、全密闭式。20世纪20～30年代以使用开放式广口玻璃瓶为主，直至20世纪30～50年代，演变为半开放式玻璃瓶，需要通过进入空气排空液体。20世纪60～70年代，大量输液不良事件出现，其中影响最大的一次发生在美国。这次事件的原因是由于玻璃瓶密封不严，导致带有细菌的冷水渗入瓶内引起严重的输液反应。这次事件波及25家医院，387例患者受到感染，50例患者死亡。因此，在世界范围内人们开展了对半开放式输液系统的广泛质疑，后来静脉输液的包装形式转换为密闭式的输液容器。20世纪70年代后，密闭式的静脉输液系统在全球范围内确立了临床地位。研究表明，密闭输液系统可有效降低院内感染及导管相关血流感染、减少用药差错，全密闭输液理念被越来越多地提及和关注。目前，在医疗发达的国家，全密闭输液系统已经被广泛认可，在北美和西欧等国家，已经常规使用密闭输液系统了。然而，我国的输液产品包装材料和生产技术较发达国家还有很大差距，基于我国国情，大量半开放式输液系统还在广泛使用且缺乏相关静脉给药管理规范，因此，存在较大的安全隐患。密闭式输液系统给临床带来的优势是显而易见的，并且被我国越来越多的医护人员所认同，这也将是我国静脉输液的发展趋势。

多室输液袋，即在生产、运输和贮藏过程中，分装于一个输液袋的多个隔室内的成分始终保持隔离，将药液在严格无菌环境下分别置于各腔室之中。使用时，通过外力使隔室的可开间隔打开，多室相通，几种药液可在几秒钟内完成混合过程，形成混合液直接用于患者。多室输液袋的显著优点是配药操作简化、准确，可在安全、封闭的系统中杜绝微生物污染等现象，可用于紧急情况并能有效减少人为操作失误。该类包装形式实用性极高，尤其解决了多组分互相不能长期混溶产品的储存问题，对于提高输液治疗的安全性和便利性有非常重要的意义。目前上市的多室输液袋主要有液液多室输液袋和固液多室输液袋两类，前者可有效解决药物配伍稳定性问题，后者可有效解决药物不稳定性问题。因此，作为一个完整的安全静脉输液解决方案，一体化完整的多室输液袋无疑将成为我国静脉输液技术发展的方向和趋势。

二、输液器的发展

随着医疗技术的发展，输液工具已由单一的普通输液器发展到精密过滤输液器、非PVC材质输液器、微调输液器、避光输液器等多种产品。在输液器的发展过程中，先后经历了四个阶段：原始阶段、成熟阶段、完善阶段和分化阶段。

原始阶段的输液器，穿刺工具和容器是不分离的。原始阶段的输液器构件一般为羽毛针管、动物膀胱等。自1931年美国Dr. Baxbr生产出世界上第一瓶商用的葡萄糖注射液开始，输液器正式宣告与容器分离而成为独立的器具，进入成熟阶段。此阶段的输液器构成由金属针头、橡胶管和玻璃容器组成。随后墨菲滴管的发明和应用，推进了输液器的发展进入完善阶段。这个阶段输液器的主要变化在于应用材料的改变，大幅度减少了输液微粒对输液治疗的影响。完善阶段的输液器形式有了很大的发展，逐步使用塑料输液器、塑料容器或软包装输液袋，但墨菲滴管的大致式样和性能一直沿用至今，其操作的共同点是需要手动挤压滴管来实施排气，这种操作手法延续到目前的分化阶段。分化阶段输液器的发展进入了繁荣鼎盛时期。2005年，我国修改采用ISO标准而颁布了一次性使用输液器GB 8368—2005的正式使用标准，标志着我国输液器的制造和应用标准正式与国际接轨。分化阶段输液的发展特点是：从性能分类、材料应用、容器配套、药物配合等方面进行了细致的品种配对，出现了细致的品种衍生。分化阶段按性能分类可分为：普通常规输液器、精密过滤输液器、泵式及重力输液器和袋式或吊瓶式输液器；按材料分类可分为：普通PVC输液器、改性PVC（不含二噁英）输液器和超低密度聚乙烯输液器；按药物配合分类可分为：微量输液器和超低密度聚乙烯输液器和避光输液器。输液器具产品发展的共同特点是：关注焦点均在预防不溶微粒对患者血管的损害，减少药物性过敏反应的发生，降低药物的吸附，避免增塑剂和热稳定剂给患者身体健康带来的潜在危害，最终保证临床用药的安全性和有效性。

三、静脉输液辅助工具的发展

（一）输液夹

20世纪80年代之前主要使用滑轮和输液夹控制输液速度，利用重力作用，通过调节滑轮和输液夹达到预设速度。这种方法存在很多缺点，如头部高度、体位变化、液体压力等都可影响流速。

（二）输液泵

自德国贝朗公司研制出世界上第一款输液泵以来，输液泵应用于临床已有半个多世纪的历史。其主要基本工作原理是利用机械或电子控制加压于输液管路上，以达到在单位时间内保持设定的流量。输液泵在提高输液精度的同时，降低了护士的劳动强度，提高了安全性，同时也提高了医院的整体护理水平。如今，输液泵已经成为现代医院必不可少的医疗护理设备，在ICU、CCU、手术室、急救室、新生儿科和肿瘤科等科室广泛应用。目前，市场上存在多种医用输液泵，如灵巧型输液泵，临床给药的剂量和速率可根据不同的药物参数进行实时调整，方法简单，操作灵活，可以满足卧床患者的家庭使用；镇痛泵，主要用于术后及晚期癌症患者，根据患者疼痛发作的程度，相应调节输液泵给药剂量，以达到缓解疼痛的效果；万能输液泵，是新一代的智能型产品，借助计算机芯片技术，万能输液泵预置了现有绝大多数药品的溶解度、剂量等参数，使用时只要选择相应药品品名，便可自行为患者输液，避免了医生在换算药物浓度等一系列数据中可能出现的差错，极大提高了用药的安全性和有效性；便携式输液泵，是由美国Fluidnet医疗器械公司刚推出的一款新产品，重量约900g，内置流量传感器，可实时对流量进行监测，该泵每小时输入量的可调节范围为 0.1 ～ 6000ml，可以完全满足临床输液中对单位时间内输入量的各种极端要求，以提高用药精准度，保证医疗安全。

（三）可视化静脉穿刺装置

静脉穿刺是临床上最常用的诊治技术，在特殊情况下，即使经验极为丰富的医护人员，盲法或间接法穿刺也不可能达到快、准的穿刺效果，不可避免地误穿刺，或产生局部血肿、静脉炎等副作用。临床上超声技术、X线影像、红外线技术及荧光技术等技术产品的研发与应用，大大提高了穿刺成功率，缩短了穿刺时间，减少了穿刺并发症，这些技术产品能清楚显示动脉、静脉及神经分布，了解血管弯曲、分支情况，且能动态观察针头、置管位置，提高了诊治效率和水平。

（四）血管成像仪

这是由美国生产的血管穿刺辅助仪器。其基本原理是根据人体血液中的血红蛋白对红外光线吸收能力强，而血管壁及周围软组织对红外光线吸收能力弱，从而使静脉血液与血管壁、周围组织产生光学反差，将皮下静脉血管清晰地显示出来，这样护士就能精确定位血管进行静脉穿刺。

（五）LED静脉观察仪

肥胖患者由于皮下脂肪厚，难以寻找皮下血管，使静脉穿刺难度增加。LED静脉观察仪采用发光二极管（LED）的光源，其波长为700～1000mm，可穿透皮肤被血红蛋白吸收，经红外线摄像仪器获取影像，使静脉清晰显现出来，便于静脉穿刺。

（六）静脉输液加热器

静脉输液加热器是一种用于静脉输液的电热装置，设有导热体、电热芯和保温壳。导热体置于电热芯内，是可以开合的两个半圆柱体，保温壳置于电热芯外。它解决了目前静脉输液管无加热装置的问题，具有体积小、结构简单和加热效果好等特点。静脉输液加热器是将液体加温至人体正常体温水平，有效解决了输入低温液体造成的寒战、四肢厥冷、局部血管痉挛及疼痛等问题。

第四节　静脉输液治疗新理念和新进展

一、静脉输液新理念

主动静脉治疗是指根据治疗的相关因素、可选择的血管通路器材、患者因素等，在患者入院或接诊后24～48 h内主动完成相应的护理评估，选择并留置合适的血管通路器材，并对患者进行教育和管理，使治疗不会因为血管通路问题而中断，达到一针完成整个输液治疗的目的。传统的被动静脉治疗中，临床护士容易忽略患者的治疗方案和患者血管条件，治疗开始就从手、足、头皮、颈外静脉等外周静脉开始穿刺，直至静脉治疗发生困难或出现并发症时才迫不得已开始重新评估，缺乏对患者的静脉做全面、准确的评估，增加了不必要的静脉穿刺数，给患者带来了痛苦和经济损失，同时可导致并发症的发生。

随着医学的发展，临床输液项目和种类也越来越复杂，这就要求临床护士能够主动根据患者的病情、年龄、药物和液体量选择不同的输液工具，给患者提供最佳输液方案。因此，临床护士进行主动静脉治疗理念的培训尤为重要。要对临床护士加强主动静脉治疗理念的灌输，让其将主动静脉治疗的理念贯彻落实到日常静脉治疗活动中，要对患者进行多方面、多渠道的健康教育，让患者知道选择正确的静脉输液治疗方式不仅可以达到更好的治疗效果，而且还可以减轻痛苦、降低并发症的发生及其所产生的费用。医院也应加强静脉输液治疗小组的培训，规范静脉输液培训课程，加快静脉输液治疗的专业化发展。

二、输液新技术

骨髓腔输液（Intraosseous Infusion，II）是一种在特殊情况下建立的紧急输液方法，是利用长骨骨髓腔中丰富的血管网将药物和液体经骨髓腔输入血液循环。采用骨髓腔输液时骨形标志容易确定，可用于任何年龄段人群，各种姿势下、较差的光线下都能操作，并且穿刺成功率远大于静脉穿刺。国外研究表明，骨髓腔输液在儿科急救中能够迅速建立液体通路，从而提高了抢救的成功率。在成年危重患者中，骨髓腔输液也是静脉穿刺困难时重要的替代方法，经骨髓腔建立输液通路的时间较外周和深静脉穿刺置管时间明显缩短；一次穿刺成功率、好转率及出院率明显提高；并发症发生率明显减少。因此，在战伤救护、院前急救、灾害救援、野外救援等情况下，骨髓腔输液作为一种快速、安全、有效的血管通路来挽救患者生命。目前，我国医学领域对骨髓腔的认识仍处于起步阶段。因此，骨髓腔输液将在国内有较大的发展空间。未来研究应侧重于探索骨髓腔穿刺技术的适应证、禁忌证、并发症、经济成本等问题，以拓展其理论及应用基础，充分发挥静脉通路、骨髓通路的各自优势；建立科学规范的操作流程及培训指南以指导临床实践及技术推广；将骨髓腔输液相关医学知识纳入医学教育课程中，为临床实践提供铺垫；拓展应用范围，从临床应用延伸到院前急救，战伤救护有望成为急诊医疗服务部门急救人员的一个常规选择方案，用以挽救患者生命。

第五节　静脉输液治疗专科护士

随着医学科学和诊疗技术的飞速发展，护理工作的职责范围与功能已远远超过了传统领域，护理的专科化发展是临床护理实践发展的策略和方向。由于疾病普遍趋于复杂化，给药方式也呈现多样化，静脉输液出现了多途径和长时间留置的趋势，静脉输液治疗也正逐渐向专科化、专业化的方向发展。同时，人们对健康要求的不断提高和学科的不断发展，促使临床越来越需要具备高学历、高实践水平的专业人才，通过培养高质量的静脉输液专科护士，大大提高输液护理的质量和内涵，降低输液相关并发症的风险，使静脉输液治疗更加安全。

一、静脉输液治疗专科护士的定义

静脉输液治疗专科护士（infusion nurse specialist）是指具备一定条件的护士在某一特定领域进行为期数月的培训，具备相应专科护理能力并经考核合格获得专科资格证书的注册护士。静脉输液治疗专科护士已不再是简单的技术操作者，而是以专业、多元、整体的理论综合考虑医疗、护理、管理、市场、教育和提高病人生活质量等各方面的专门人才；要求其在输液临床护理领域具有广博的、丰富的工作经验，具有先进的专业知识和高超的临床技能，能给病人提供高质量的护理，能预防或降低差错等。

二、静脉输液治疗专科护士的兴起

20世纪40年代护士才被允许进行静脉输液治疗的操作。在此之前，护士只能辅助医生穿刺和输入液体。1940年，波士顿麻省总医院的Ada Plumer护士成为第一位被允许负责静脉输液治疗的护士。后来Ada Plumer成立了第一个静脉输液小组。20世纪70年代，随着科学技术和医学的发展，静脉输液作为一个专业学科得到公众的认可，静脉输液治疗护士的角色得以扩充，出现了静脉输液的专业组织——输液护士学会（Intravenous Nurses Society，INS），INS是目前全球内组织规模及影响力最大的输液护士的非营利性学术团体，INS存在的作用是通过建立标准、实施继续教育、提高公众意识和开展科研来完善静脉输液护理，INS的最终目标是在世界范围内，使所有需要接受静脉输液治疗的个体和所有接受静脉输液治疗的病人在静脉治疗与费用上得到最有效的保证。1980年美国众议院宣布1月25日为静脉输液护士日。

三、静脉输液治疗专科护士的角色

（一）教育者

每个静脉输液专职护士都有责任教授其他护理人员输液的相关新技术，帮助他们识别早期并发症，评价现有输液工具的利弊等。

（二）先进的输液技术掌握者

对于不同的输液治疗方式，静脉输液专职护士都有丰富的经验和能力。对于不同疾病的诊断指标、给药方式、输液工具选择和操作，他们都了如指掌，对于新技术如PICC和中长导管的置管，也能熟练掌握。

（三）咨询和宣教者

静脉输液专职护士要给病人、病人家属、医务人员进行输液相关内容的宣教。宣教内容和病人接受程度应该有文字记录。

（四）科研者

静脉输液专职护士应不断参与科研活动和推广科研成果，使输液治疗护理得以提高。

（五）管理和自我管理者

静脉输液专职护士能严格遵守护理实践标准和效果评估细则，不断收集临床资料，对不恰当的护理实践及时评估并加以纠正，进行质量评价、监督，提高质量，完善自我。

四、我国静脉治疗专科护士发展现状

我国静脉治疗护理专业刚刚起步，自中华护理学会成立静脉治疗护理委员会之后，许多医院成立了静脉治疗小组，设立静脉治疗门诊，通过这些组织来专业化地处理一些问题；但是各医院建立的静脉治疗小组均在探索阶段，尚未确定静脉治疗护士专业化资格认证的权威机构，也未形成规范化的静脉治疗护士专业化资格认证体系，缺乏统一性、权威性输液实践标准，目前，国内尚未有公认的静脉治疗护士输液实践标准，静脉治疗护士存在专业知识不扎实，专业技能不达标，操作无章可循；法律意识淡薄，认为输液只是一项简单的护理操作，不重视输液室护士科研能力的培养等问题。静脉治疗护士在输液工具和部位的选择、非计划拔管（针）、穿刺与维护、输液并发症等方面均存在不同程度的问题。虽然国内已积极开展对急诊急救、手术室、ICU 等护士的专科化培训，同时建立了相应的实训基地，但是在静脉治疗护士专业化培训方面尚存在欠缺。培训内容局限，有些医院对静脉治疗护士的理论培训仅涉及基础护理学和药理学，忽视了对护士人文素质、法律观念、科研能力等方面的培训。现在国内一些医院组建了静脉治疗队伍，可以作为师资力量负责各种制度和标准的制定、监督落实、质量评估和考核、教育培训与科研活动等，但是均在探索阶段，尚未形成规范化体系。2013 年 11 月，国家卫生和计划生育委员会发布的《静脉治疗护理技术操作规范》作为我国卫生行业标准首批制定的护理行业标准之一，标志着我国在静脉治疗护理安全和质量管理方面又向前跨出一大步，使我国在静脉治疗护理操作、工具选择、维护等方面有据可依。然而，在静脉治疗专业护士培训和教育、护士安全、输液并发症的处理、感染的控制等方面的发展，护理人员的任务还是任重道远的。

参考文献

[1] 罗红，胡道艳，谭凡，等.静脉输液技术临床应用进展［J］.齐鲁护理杂志，2012，18（1）：50-51.

[2] 朱屹华，赵勇.PICC在临床的应用及发展方向［J］.吉林医学，2013，34（22）：4610.

[3] 黄剑.中心静脉置管的临床应用及进展［J］.护理实践与研究，2013，10（22）：105-107.

[4] 李成香，罗琳雪，陆柳雪，等.实施品管圈活动降低输液患者头皮钢针使用率的效果评价［J］.右江医学，2015，43（3）：287-290.

[5] 封宇飞，裴艺芳，倪倩.静脉输液技术发展沿革［J］.临床药物治疗杂志，2014，12（6）：11-15.

[6] 钟华荪，李柳英.静脉输液治疗护理学［M］.3版.北京：人民军医出版社，2015.

[7] 曹阳.浅析输液泵的临床应用［J］.医疗卫生装备，2012，33（9）：103-104.

[8] 蔡玉兰.可视化静脉穿刺的临床应用进展［J］.微创医学，2015，10（6）：785-788.

[9] 孙晓，施雁.美国静疗护士管理介绍及对我国的启示［J］.中国护理管理，2012，12（7）：80-84.

[10] 张玲玲，钱火红，朱建英.美国静脉输液专职护士的发展现状及对我国的借鉴［J］.护理学报，2007，14（12）：18-20.

[11] 钟华荪，张振路.静脉输液治疗护理学［M］.北京：人民军医出版社，2011.

[12] 夏英华，朱建英.国外骨髓腔输液的发展与应用现状［J］.护理管理杂志，2013，13（11）：798-799.

第二章　相关的解剖学与生理学知识

　　静脉输液与人体的解剖学和生理学密切相关。血液系统、血管系统和皮肤系统的解剖生理知识对保障静脉输液的安全，提高静脉输液护理质量是非常重要的。美国静脉输液协会在《输液治疗护理实践标准中》指出，静脉输液专科护士必须掌握与输液治疗护理相关的专业知识，学习与静脉相关的解剖生理知识，可对静脉治疗中存在的风险进行管理，保证静脉输液的安全、有效。静脉输液护士在进行输液治疗时，应该了解血管的解剖结构和生理功能，正确选择穿刺部位，判断导管尖端位置，并根据输注液体、药物的不同pH值、渗透压和药物性质选择适当大小及足够流速、容量的血管，减少各种与输液相关的并发症的发生。

第一节　血液与皮肤的生理功能

一、血液的生理功能

　　血液在心血管系统内循环流动，灌注全身各个组织器官，保证组织细胞有正常的血压和血流量。血液中所含的多种成分和理化特性，在维持机体正常生命活动和内环境稳态中具有十分重要的功能。当血液总量或组织器官的血流量不足或血液成分、性质发生改变时，可造成器官功能紊乱、机体代谢失调，严重时甚至会危及生命。

　　（一）运输

　　血液中的红细胞主要运输氧气和二氧化碳，血浆可运输人体所需的各种营养物质、激素以及代谢产物等。从外界摄入的营养物质和氧气通过血液运输到各个组织器官，机体在代谢过程中产生的代谢产物和二氧化碳也要通过血液经肾、皮肤、消化道、肺等排泄器官排出体外。

（二）维持内环境稳态

血浆与红细胞中均含有多种缓冲对，能缓冲血液中可能发生的酸碱变化，保持血液 pH 相对稳定，因此能调节酸碱平衡。血液中各种电解质和血浆蛋白等溶质含量与水含量的稳定，可调节渗透压平衡和血容量稳定。血液中的水分能吸收体内产生的大量热量，并通过血液的流动，将机体深部热量带到体表而散发掉，有利于维持体温的相对恒定。血液中含有血细胞分泌的细胞因子、激素等，参与细胞的生长、发育和增生的调控，维持细胞的稳定和正常功能，血液还是内环境的重要组成部分。因此，血液在维持内环境稳态中起着非常重要的作用。

（三）防御

血液中含有与机体免疫、防御有关的蛋白质、白细胞等，如淋巴细胞和白细胞分泌释放的免疫球蛋白、补体、细胞因子和酶等是机体进行特异性和非特异性免疫的主要成分，能抵抗细菌、病毒和毒素等对机体的损害，清除衰老坏死的组织细胞。因此，血液具有防御和保护功能。

（四）营养

机体新陈代谢所需的营养物质，如糖类、脂类、葡萄糖、脂肪酸、氨基酸以及各种维生素、激素等均通过血液运送到相应的部位，以供给机体新陈代谢所需的原料和营养物质。另外，药物的摄入和代谢也需要血液来发挥作用。

（五）参与生理性止血

血浆中含有多种凝血因子、抗凝因子。血小板在机体凝血、抗凝和纤维蛋白溶解中具有重要的作用，既能有效地防止机体失血，又可保持血管的通畅和血流的稳定。

二、皮肤的生理功能与结构

（一）皮肤的生理功能

皮肤是人体的一个重要器官，它覆盖人体表面，在消化、呼吸、泌尿生殖等系统器官与外界相通的孔裂处（如口唇、肛门和阴唇等处）和黏膜相连。皮肤是防止微生物入侵和防止辐射伤害的第一道屏障，具有接受感觉、调节体温、协助维持水电解质平衡等功能，对保障人体健康具有重要作用。皮肤由表皮和真皮组成。真皮下面有脂肪组织构成的皮下组织，皮下组织作为缓冲层保护其下面的结构，还作为身体保温的绝缘层。在进行任何输液治疗时，首先受影响的是皮肤。皮肤受损以后会增加感染的危险，而消毒剂、膏剂和敷料的使用有可能对皮肤的正常菌群、油脂和出汗造成影响。衰老、慢性疾病、环境等因素都可能对皮肤造成不良反应。

（二）皮肤的结构

1. 表皮

表皮为角质化的复层鳞状上皮，其角质无生命，不透水，有防止组织液外流和外界物质侵入的功能。表皮长时间暴露于日光下或日常的摩擦和压力可使角蛋白层增厚。这就是体力劳动者及长期在日照下工作的人在进行穿刺时会遇到较大阻力的原因。

在表皮和真皮之间是一层基膜，它包含的黏性蛋白物质使表皮和真皮紧密结合。基膜具有支持、连接、固定等作用，它是一层半透膜，利于上皮细胞和深部结缔组织进行物质交换。一些细胞活动，如抗原抗体反应是在基膜上进行的；基膜还能引导上皮细胞移动，影响细胞的增殖和分化。

2. 真皮

真皮为致密结缔组织，是皮肤最厚的一层，含有丰富的胶原纤维、弹性纤维、网状纤维和各型结缔组织细胞。真皮又分为乳头状层和网状层。真皮的浅部向表皮深面突出形成真皮乳头层，乳头层与表皮紧密相连，乳头内含有丰富的小血管网和感觉神经末梢。真皮深部的网状层与皮下组织（浅筋膜）相连，两者间无明显界限。真皮内的纤维排列有一定的方向，一般与关节运动的张力方向一致。真皮中含有血管、淋巴管和神经，还有汗腺、毛囊和皮脂腺。

3. 皮下组织

皮下组织是纤维组织层，为疏松结缔组织层，含有与真皮相同的胶原纤维和弹性纤维。脂肪组织位于此层，具有存储能量和隔热作用。

第二节　静脉的组织结构与静脉治疗

　　静脉是引导血液流回心房的血管。体循环的静脉可分为浅静脉和深静脉。浅静脉位于皮下组织内，故又称皮下静脉。深静脉走在深筋膜的深面或体腔内，多与动脉伴行，收集血液的范围与伴行动脉的分布区域基本一致。浅静脉最后都注入深静脉。小静脉起源于毛细血管，在回心过程中，管腔越变越粗，最后汇成大静脉（上腔静脉和下腔静脉）注入心房。

一、静脉血管壁结构

　　静脉和动脉的结构基本相同，都是由外膜、中膜和内膜三层机构组成。每一层都有不同的解剖和生理特点，各层的厚薄不一。静脉血管壁结构（如图2-1所示）。

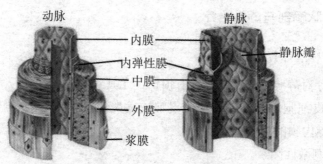

动脉　　　　　　　　　静脉

内膜

内弹性膜

中膜

外膜

浆膜

静脉瓣

图2-1　静脉血管壁结构

（一）静脉外膜

　　静脉外层被称为外膜，较薄，主要由结缔组织构成，含有较多的胶原纤维和弹性纤维。富含血管、传入神经和交感神经。外膜能支持和保护血管，提供血管自身营养，保持血管舒缩的紧张性。

（二）静脉中膜

　　静脉的中间层称为中膜，是静脉中最厚的一层，主要由肌肉组织和弹性纤维构成。中膜能维持血管壁的张力，有收缩和舒张血管的功能。在疼痛、温度、机械或化学物质刺激以及机体焦虑紧张的情绪下，静脉中膜受交感神经支配，可促进静脉收缩或扩张。

（三）静脉内膜

静脉的最内层是内膜，由沿着血管纵向分布的单层平滑扁平细胞、内皮下结缔组织和一层基膜组成。内膜表面光滑，保证血液正常流动。内皮细胞分泌相关因子参与凝血机制，维持血液系统的稳态，产生的血管收缩、舒张因子等可参与血流速度的调节。

二、静脉瓣

静脉中的静脉瓣保证了血液向心脏回流的单向性，并防止外周循环的血液瘀滞。在静脉瓣关闭的区段静脉是扩张的，这就形成了一个"窦"，使血液变得稍微停滞，并可能导致血栓的形成。除头部静脉、腔静脉和小静脉等之外，静脉瓣存在于大多数静脉中。在四肢，尤其是下肢静脉，存在大量的静脉瓣。静脉需要努力克服地球的引力来推动血液回流到心脏，一般静脉越长，就会带有越多的静脉瓣。

三、静脉解剖与静脉治疗

（一）静脉治疗与静脉损伤

静脉治疗对静脉的三层结构均有损伤，尤其对内膜的损伤较大。静脉治疗时，静脉内皮细胞层受损或异物入侵常诱发炎性反应，导致静脉炎或血栓形成。损伤静脉内膜的相关因素如下。

1. 机械刺激性因素

反复在同一静脉上穿刺；迅速插入导管或者粗暴送管；静脉留置导管型号大于静脉内腔；留置导管临近关节屈曲区域，没有妥善固定和支持，以致导管尖端移位；导管尖端对内膜的直接损伤；快速输液引起静脉内膜压力骤增，造成内膜受损。

2. 微生物因素

在静脉穿刺时，微生物入侵引起静脉内膜的炎性反应。

3. 药物因素

静脉输入特殊的药物，如强刺激性的抗肿瘤药物、pH < 5.0 或者 pH > 9.0 的溶液、渗透压 > 600mmol/L 的药物，均可造成静脉内膜损伤。

（二）影响穿刺的静脉解剖因素

静脉的三层结构中，外膜和中膜对静脉穿刺的结果影响较大。

（1）静脉穿刺通过中膜时有突破感，能看到回血，此时送管可能会出现送管困难，应压低穿刺角度再进针0.2cm后送管。

（2）静脉外膜和中膜硬化引起血管弹性下降和脆性增大，穿刺时静脉容易滚动，穿刺困难，静脉易破裂导致血液渗出。

（3）静脉管壁平滑肌可以保持较长时间收缩或者紧张状态，且平滑肌收缩时静脉管腔可以缩小三分之二，从而影响静脉的充盈度，导致穿刺失败。在静脉穿刺时，止血带结扎时间过长可使静脉过度膨胀，引起静脉挛缩而导致静脉血管充盈差。因此，静脉输液时止血带的捆扎时间应小于2min。

（4）静脉穿刺处的皮肤富含神经，因而静脉穿刺时疼痛明显，婴幼儿、儿童因难以忍受疼痛而摆动肢体，导致穿刺失败。因此，静脉穿刺前应妥善固定肢体。

（5）置管时避免损伤静脉瓣，增加血栓形成的危险。在导管穿过静脉瓣时，可能会遇到送管困难。新生儿中这种现象很罕见，儿童和成年中较常见。静脉导管尖端位于静脉瓣处可降低输液速度，对抽血不利。下肢静脉瓣较多，静脉输液时应尽可能避免选择下肢静脉。

第三节　临床输液治疗常用静脉及其血液流量与速度

静脉输液治疗血管的选择应满足以下几点：安全易操作，便于观察管理，长期操作使用无并发症，患者易于接受。静脉位置表浅，数量及侧支循环多，口径适宜，管壁薄，适宜穿刺，是输液治疗的首选血管。其中外周静脉是输液的首选静脉，多采用上肢静脉，因为下肢静脉可受静脉瓣多，血流缓慢，穿刺操作较难，损伤血管后易形成血栓，患者活动受限等因素的影响，故选择上肢浅表静脉作为临床常规穿刺部位。输注化疗药物、肠外营养、高浓度和刺激性强的药物的患者或需要长期静脉输液的患者，宜采用中心静脉导管或经外周静脉置入中心静脉导管，让药物进入上腔静脉，缩短药物在静脉中的停留时间，减少对外周静脉血管的刺激，降低不良反应。

一、临床常用输液静脉

（一）头部静脉

1. 头皮静脉

主要分布于颅顶软组织内，位置表浅，头皮静脉较固定，不易滑动，特别适用于小儿静脉穿刺。

2. 颞浅静脉

收集颅顶部头皮的静脉血，在耳郭的前方由前支和后支回合形成，经耳屏前缘下行，注入下颌后静脉。

3. 耳后静脉

起自顶骨后部的静脉丛，在耳郭后部伴耳后动脉下行，与枕静脉汇合后注入颈外静脉。头部静脉如图2-2所示。

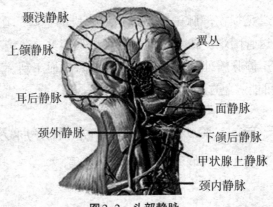

图2-2　头部静脉

（二）颈部静脉

1. 颈内静脉

颈内静脉比颈外静脉粗大，在颈静脉孔处接续颅内的乙状窦，在颈内动脉和颈总动脉外侧下行，到胸锁关节后方与同侧的锁骨下静脉汇合成头臂静脉。颈内静脉收纳颅内、颅外和颈部器官的静脉血。临床上把颈内静脉分为上、中、下三段，多选择右侧颈内静脉中段作为穿刺点。

2. 颈外静脉

由耳后和枕部的静脉与下颌后静脉的后支于下颌角附近汇合而成。该静脉沿胸锁乳突肌浅面下行，注入锁骨下静脉。临床上做颈外静脉穿刺时，多在其中、上方交界处进行。其体表投影为下颌角至锁骨中点连线。是小儿静脉穿刺的常用部位之一。

成人可经颈内静脉置入CVC。婴幼儿在手臂静脉难以置管时，可选择颈内静脉、颞浅静脉、耳后静脉及颈外静脉进行PICC或CVC置管。但应注意，CVC置管必须由医生进行。

3. 锁骨下静脉

在第一肋外缘处续接腋静脉，向内行于胸锁关节后方到颈内静脉汇合成头臂静脉。锁骨下静脉主要收集上肢及颈浅部的静脉血。锁骨下静脉位置固定，管腔较大，利于静脉穿刺，临床上广泛应用锁骨下静脉插管技术进行长期输液。左锁骨下静脉较右锁骨下静脉长且位置较水平，经此路径置入的中心静脉较易发生置管困难，导管异位，穿破血管等问题，所以临床上中心静脉置管一般选右侧肢体。

（三）上腔静脉

一条粗而短的静脉干，由左、右头臂静脉汇合而成，并有奇静脉注入，在主动脉升部的右侧垂直下降，注入右心房。上腔静脉收集头、颈部、上肢和胸壁及部分胸部脏器的静脉血。插入的CVC或PICC须到达上腔静脉的下三分之一处，直接将各种药物输注到上腔静脉内，迅速发挥治疗作用。

（四）下腔静脉

人体最大的静脉，由左、右髂总静脉汇合而成，沿腹主动脉右侧上升，经肝的腔静脉沟，穿过膈的腔静脉孔进入胸腔开口于右心房。下腔静脉收集下肢、盆部和腹部的静脉血。

（五）上肢静脉

1. 指背静脉

此静脉位于指背两侧缘，位置表浅，由于此部位末梢神经丰富，静脉穿刺时较为疼痛，不作为静脉输液的常规血管。指背静脉管腔直径较小，血流量少，血流缓慢，仅用作头皮针或者外周静脉短导管穿刺时的备用血管，适用于短期输液。该部位静脉容易渗漏，故仅可输入等渗性无刺激性的药液，同时导管应当妥善固定。

2. 手背静脉

此静脉位于手背皮下，由附近的浅静脉吻合而成，位置表浅，手背静脉网的桡侧汇成头静脉，尺侧汇成贵要静脉。手背静脉网常用于外周静脉输液，为短期静脉治疗的常用静脉。穿刺点的位置、导管的长度应避开关节处，对高龄或者小孩应加强导管的固定。

3. 头静脉

此静脉起自手背静脉网的桡侧，绕前臂外侧缘至前臂前面外侧上行，至肘窝处，借肘正中静脉与贵要静脉相交通，继续沿肱二头肌外侧上行，经三角肌胸大肌间沟，穿深筋膜注入腋静脉。位于前臂的头静脉位置较表浅、恒定，有1～2对静脉瓣，为临床输液的常用静脉。

4. 贵要静脉

此静脉起自手背静脉网的尺侧，逐渐从手背转移到前臂的屈侧，沿前臂尺侧及肱二头肌内侧沟上升，到臂的中部，穿深筋膜注入肱静脉或腋静脉，为PICC的首选静脉。

5. 肘正中静脉

此静脉位于肘窝部的皮下，自头静脉向内上方注入贵要静脉，但该静脉变异较多，临床上常在肘窝部的皮下浅静脉进行输液、抽血或注射药物等，为PICC次选静脉。

6. 腋静脉

此静脉上续为锁骨下静脉。头静脉以约90°角汇入腋静脉（头静脉还可以汇入其他静脉，如锁骨下静脉，属正常变异）。婴幼儿在其他静脉难以穿刺时可选用此静脉置管。

上肢静脉如图2-3所示。

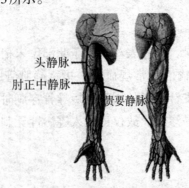

头静脉

肘正中静脉

贵要静脉

图2-3　上肢静脉

（六）下肢静脉

下肢浅静脉丰富；浅、深静脉间有交通支相连；浅静脉和交通支内均有丰富的静脉瓣，促进静脉血回流和防止血液从深静脉流入浅静脉。静脉瓣功能异常时，易引起下肢静脉曲张。临床一般不作为静脉输液治疗的首选血管，尤其是成人，应避免下肢静脉输液，因为下肢静脉输液能增加静脉炎和血栓形成的危险。

1. 股静脉

此静脉在收肌腱裂孔处续腘静脉，行经收肌管，至股三角尖时位于股动脉后方，往上渐斜向，随之位于股动脉的内侧，并包在股鞘内。除接受伴随股动脉分支的同名静脉外，股静脉还收纳大隐静脉。下肢静脉中，静脉输液治疗最常用的是股静脉，可用于婴幼儿、急危重患者的静脉采血、心导管检查术、介入手术治疗，也可用于上腔静脉综合征患者、血液透析临时通路等，由于临近会阴部位以及局部温度适宜微生物生长，易发生静脉导管相关性感染。

2. 大隐静脉

此静脉在足背的内侧缘起自足背静脉弓，经内踝前方沿小腿内侧和大腿的前内侧上行，经卵圆窝注入股静脉。大隐静脉在内踝前方位置表浅，临床上常在此处做静脉注射或静脉切开。

3. 小隐静脉

此静脉在足背的外侧缘起自足背静脉弓，经外踝后方沿小腿后皮下向上行至大腿窝，穿深静脉注入腘静脉。小隐静脉的静脉瓣和交通支均较丰富，平均有7～8个静脉瓣。

4. 腘静脉

此静脉在小腿以下每条动脉有两条静脉伴行，至腘窝合成一条腘静脉。

下肢静脉如图2-4所示。

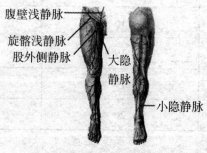

腹壁浅静脉
旋髂浅静脉
股外侧静脉
大隐静脉
小隐静脉

图2-4 下肢静脉

第四节　静脉血流量与速度

一、血流量

单位时间内流过血管某一横截面积的血量称为血流量，即血流的容积速度，其单位通常以 ml/min 或 L/min 来表示。单根血管的血流量取决于血管的直径，当血管的直径增加1倍时，血流量增加16倍；当血管的直径增加至原来的4倍时，血流量是原来的256倍。因此，输注刺激性强的药物时，应选择管径大的血管，使药物得到迅速的稀释，减轻药物对血管的刺激，减少化学性静脉炎的发生。

二、血流速度

血液中的一个质点在血管内移动的线速度，称为血流速度。血液在血管内流动时，其血流速度与血流量成正比，与血管的横截面积成正比。离管壁越远，血流速度越快。临床常用静脉管腔直径及血流速度见表2-1。

表2-1　临床常用静脉管腔直径及血流速度

静脉名称	直径/mm	血流速度/ml·min⁻¹
手背静脉	2～5	10
前臂静脉	6	20～40
肘部头静脉	8	40～95
肘部贵要静脉	10	100～300
腋静脉	16	800～1000
锁骨下静脉	19	1000～1500
右无名静脉	19	1000～1500
上腔静脉	20	2000～2500

参考文献

［1］唐四元.生理学［M］.3版.北京：人民卫生出版社，2012.

［2］罗艳丽.静脉输液治疗手册［M］.2版.北京：科学出版社，2015.

［3］吴玉芬.静脉输液实用手册［M］.北京：人民卫生出版社，2011.

第三章　相关的药理学知识

药物是指可以预防、诊断和治疗疾病的化学物质。目前，静脉输液治疗是临床治疗疾病的主要手段。护士作为静脉输液药液准备及输液过程的直接操作者，在发挥药物最佳治疗效果、保证用药安全等方面发挥着重要作用。只有掌握一定的药理学相关知识，才能保证临床药物的合理使用，保障药物的疗效，保障安全用药。

第一节　药物性质与静脉输液治疗

一、药物的主要性质

（一）物理性质

1. 溶解性

一般是指在规定的温度和压力下溶质在一定体积溶剂中溶解的量。影响溶解度的因素有药物的极性、溶剂、温度、晶型、粒子大小等。

2. 挥发性

一般指药物由固体或液体变为气体或蒸汽的过程。

3. 吸附作用

物质在两相界面上浓集的现象。药物本身的因素以及药液的温度、pH值、浓度均会影响吸附效果。如PVC输液袋对某些药物有吸附作用，吸附的结果能使有效药物浓度降低。

（二）化学性质

1. 酸碱度

一般是指溶液的酸碱性强弱程度，用pH值表示。在生理状况下，人体血浆

pH值为7.35～7.45。当药物的pH值超过人体血浆pH值时，血液能将药物的pH值缓冲到正常范围，输注得越慢，缓冲得越好。

2. 水解性

分子中具有酯类、酰胺类及缩醛、缩酮等化学结构的药物在水中存在时可发生水解。水解反应受温度、溶剂、缓冲离子或离子强度、pH等因素的影响。

3. 氧化性

药物分子结构中的不饱和烃、羟基、酚羟基、过氧化基团等功能容易在空气中氧的作用下转化为饱和烃或者羰基等，如维生素C、葡萄糖等。该类药物一定要注意密封保存，现配现用，避免药物氧化而降低疗效。

4. 还原性

在光、热、酸、碱等条件下，一些羧基化合物可失去羧基而释放出二氧化碳，如抗结核药对氨基水杨酸钠脱羧形成间氨基酚，并进一步生成有色氧化产物。

5. 渗透压

半透膜是药物溶液中的溶剂分子可自由通过而药物分子不能通过的膜。如果半透膜的一侧为药物溶液，另一侧为溶剂，则溶剂侧的溶剂透过半透膜进入溶液侧，最后达到渗透平衡，此时两侧所产生的压力差即为溶液的渗透压。高渗液体可造成血浆渗透压升高，血管内皮细胞脱水、萎缩、坏死，静脉壁通透性增加，易发生静脉炎。

6. 光化

一般是指药物在光的作用下发生降解或外观、色泽改变。如硝普钠溶液在光照下很快降解并变色，最终形成氢氰酸和普鲁士蓝等。所以，光敏感药物在制备、贮存和应用中都需要注意避免强光的直接照射。

二、药物的相互作用

药物的相互作用指两种或两种以上的药物同时应用时所发生的药效变化，即产生协同（增效）、相加（增加）、拮抗（减效）的作用。合理的药物相互作用可增强疗效或降低不良反应；反之，可导致疗效降低，毒性增加，还可能发生异常的反应而干扰治疗，加重病情。作用增加称为药效的协同或相加，作用减弱称为药效的拮抗，也称为"配伍禁忌"。药物相互作用可分为三类。

（一）药动学的相互作用

一般指一种药物改变了另一种药物的吸收、分布、代谢或排泄。

（1）吸收过程中的相互作用：影响药物的溶解度、影响胃排空速度、影响肠蠕动、改变肠道环境。

（2）分布过程中的相互作用：竞争结合血浆蛋白。

（3）代谢过程中的相互作用：肝药酶诱导药和肝药酶抑制药可影响药物在肝脏的生物转化。

（4）排泄过程中的相互作用：体液和排泄液的pH值改变可使药物的脂溶性和离子成分的比例改变，从而影响药物的被动跨膜转运。如碱化尿液可以加快酸性药物自肾脏排泄。

（二）药效学的相互作用

一般指激动剂和拮抗剂在器官受体部位的相互作用。

（三）药剂学的相互作用

通常也称配伍禁忌，指药物进入人体前，由于相互配伍的理化反应而使药物发生变质、失效、产生有毒物质或使药效降低。发生配伍禁忌的原因很多，如酸碱药物混合时，可发生沉淀反应。某些药物注射液因水溶性小，常采用非水溶剂（如乙醇、丙二醇和甘油等），如氢化可的松注射液（乙醇溶液）与氯化钾注射液（水溶液）混合时可产生氢化可的松沉淀。此外，两种药物在静脉液体中或注射器中混合时其中一种药物可使另外一种药物失去药效，从而不能达到预期治疗效果。如庆大霉素与羧苄西林混合时可使庆大霉素失去抗菌活性。

三、药物性质与静脉输液治疗

（一）药物pH值与静脉输液治疗

在正常生理情况下，人体血浆pH值为7.35～7.45，静脉输液药液过酸或过碱均可导致酸碱平衡失调，影响上皮细胞吸收水分，增加血管的通透性，出现局部红肿、血液循环障碍、组织缺血缺氧，干扰血管内膜的正常代谢和功能，从而导致静脉炎。因此，推荐输注药液的pH值应保持在6～8范围，尽量减少对静脉内膜的损害。pH值<4.1时，内膜可出现严重的组织学改变。pH值>8或者<6时，导致静脉炎的发生。临床上很难实现改变药物pH值而不影响药物效果。当药物pH值范围超过人体血浆pH值时，血液能将药物的pH值缓冲到正

常范围，输注得越慢，缓冲得越好。如果需要输注过酸或过碱的药物（pH值＜5或者＞9），应采用中心静脉给药，加快血液稀释，缩短药物在静脉管腔内停留的时间。通常直接进行血液循环，可减少对外周静脉血管的刺激，减少静脉炎的发生。

（二）药物渗透压与静脉输液治疗

人体血浆渗透压的正常值范围是280～310mmol/L，静脉输液时液体的渗透压应与人体等渗或偏高渗。当输入高渗液体时，血浆渗透压升高，血管内皮细胞脱水、萎缩、坏死，进而局部血小板聚集，使静脉壁通透性增加，静脉中膜出现白细胞浸润的炎性改变，使静脉收缩变硬。有研究结果证实，外周静脉内皮细胞可耐受的渗透压与输注时间有关，输注时间越长，可耐受的渗透压越低；降低溶液的渗透压，即使增加输液量也不会引起静脉炎。因此，输液治疗时应掌握药液的渗透压，合理控制输液速度，如果注射液在渗透压为500～600mmol/L时，建议使用中心静脉给药。

（三）药物的毒性、刺激性与静脉输液治疗

药物毒性是指用药剂量过大或时间过长时药物对机体产生的有害作用。药物刺激性是指化学药物制剂经非口服途径给药，对用药局部产生的毒性（如刺激性和过敏性）和（或）对全身产生的毒性（如过敏性和溶血性）。药物毒性可以说是药物作用的延伸，大多数药物都有一定毒性，药物刺激性表现最明显的是直接输入高渗性药物，如输注复方氨基酸时，若输入速度过快，对静脉血管壁产生的刺激性就越大。很多情况下，药物的毒性和刺激性具有复合性。化疗药物属细胞毒类药物，在杀伤肿瘤细胞的同时，对肝脏、肾脏或者其他器官组织具有毒性作用。发疱性的化疗药物外渗后可引起组织发疱甚至坏死，而刺激性化疗药物能引起局部疼痛、炎症反应、静脉炎及局部过敏反应。

第二节　化疗药物的输液原则和不良反应

一、抗肿瘤药物的分类

（一）根据药物的化学结构和来源分类

1. 烷化剂

一般有氮芥类、乙烯亚胺类、亚硝脲类、甲烷磺酸酯类等。

2. 抗代谢物

一般有叶酸、嘧啶、嘌呤类似物等。

3. 抗肿瘤抗生素

一般有蒽环类抗生素、丝裂霉素、博莱霉素类、放线菌素类等。

4. 抗肿瘤植物药

一般有长春碱类、喜树碱类、紫杉醇类、三尖杉生物碱类等。

5. 其他

一般有铂类配合物和酶等。

（二）根据抗肿瘤作用的生化机制分类

1. 干扰核酸生物合成的药物

一般有如甲氨蝶呤、氟尿嘧啶、硫基嘌呤、羟基脲、阿糖胞苷等。

2. 直接影响DNA结构与功能的药物

一般有烷化剂、铂类配合物、丝裂霉素和博莱霉素、喜树碱类等。

3. 干扰转录过程和阻止RNA合成的药物

一般有柔红霉素、多柔比星、表柔比星、吡柔比星等蒽环类抗生素等。

4. 干扰蛋白质合成与功能的药物

一般有长春新碱、紫杉醇、多西他赛、三尖杉生物碱类、门冬酰胺酶等。

（三）根据药物作用的周期或时相特异性分类

1. 细胞周期非特异性药物

这类药物能杀死细胞周期各时期的肿瘤细胞，包括G0期（静止期细胞群）细胞。这类药物包括烷化剂、抗癌抗生素和激素类。

2. 细胞周期特异性药物

这类药物主要杀伤处于增殖期的细胞，G0期细胞对其不敏感。这类药物包括抗代谢药物、长春碱类药物。

二、化疗药的输液顺序和速度

（一）输液顺序

化疗药的给药顺序应严格遵医嘱执行，如异环磷酰胺序贯顺铂可减少前者的毒性、亚叶酸钙序贯顺铂可增加后者的抗肿瘤效果等。患者如果同时使用几种非顺序依赖的药物，原则是先给对组织刺激性强的药物，这是从保护外周静脉的角度来考虑的，因为治疗开始时静脉的结构稳定性好，药液渗出的机会小，引起周围组织的不良刺激性小，但是如果同时使用几种顺序依赖的药物时，必须严格遵从用药顺序，确保药物的疗效。

（二）输液速度

化疗药物的给药速度取决于药物的稳定性、刺激性、不良反应以及在其体内的代谢速率。因此，护士要做到熟悉药品的理化性质、用法及与其他药物相作用，做到合理用药。如多柔比星等一些强刺激性的药物要求快速静注，目的是减少血栓的形成与药物外渗导致的蜂窝组织炎和水疱的危险。另外一些药物如依托泊苷等一旦输注过快，可能会引起血压骤降、虚脱、喉头水肿等危及患者生命的临床症状，要求输注时间不得少于30min；还有如5-氟尿嘧啶等一些抗代谢药物是细胞周期特异性药物，具有时间依赖性和半衰期短的特点，要求尽可能延长输注时间来提高疗效且降低毒性。

三、静脉输注化疗药物的不良反应

（一）全身反应

1. 骨髓抑制

化疗后各种骨髓造血细胞受影响的程度决定于生命半衰期的长短，血小板及白细胞的半衰期较短，分别为6h及5～7d，因此易受影响；红细胞的半衰期为120d，间歇给予化疗，因有较长的休息期，红细胞系干细胞受打击后有足够的恢复时间，受化疗影响较轻。

2. 胃肠道反应

主要表现为恶心、呕吐、厌食、腹泻、便秘等，严重时可出现胃肠道出血、肠梗阻、肠坏死，还有不同程度的肝损伤。

3. 神经毒性

部分化疗药物可引起外周神经反应，包括肢体麻木和感觉异常、可逆性末梢神经炎、下肢无力等。有些药物可产生中枢神经反应，包括短暂性语言障碍、意识混乱、昏睡、意识丧失；有些药物可产生自主神经反应，包括小肠麻痹引起的便秘、腹胀；有些药物可产生听神经反应，包括耳鸣、耳聋、头晕，严重者有高频听力丧失。

4. 心血管系统

主要表现为心电图改变、心律失常，少数患者还可出现延迟性进行性心肌病变。

5. 肺毒性

少数化疗药物可引起肺毒性，表现为肺间质性炎症和肺纤维化。临床上主要表现为发热、干咳、气急，多急性起病，伴有粒细胞增多。

6. 肾毒性

主要表现为肾损害，包括肾功能异常，血清肌酐升高或蛋白尿，甚至少尿、无尿，急性肾衰竭；化学性膀胱炎，包括尿频、尿急、尿痛、血尿及膀胱纤维化。

7. 变态反应

主要表现为皮疹、血管性水肿、呼吸困难、低血压和过敏性休克。

8. 其他

一般有脱发等现象。

（二）局部反应

1. 注射部位栓塞性静脉炎

早期可表现为注射部位红肿疼痛，为药物的化学性刺激所致。后期表现为静脉栓塞、静脉变硬呈条索状、色素沉着。由于化疗药物大多需长期反复注射，因此宜及早保护血管。

2. 局部药物渗漏后的组织反应

组织刺激性小的药物渗漏后仅引起局部红肿、疼痛，药物吸收后不引起严重后果。组织刺激性大的药物渗漏后则会引起组织坏死、溃疡，有时溃疡经久不愈或形成纤维化、瘢痕挛缩而影响四肢功能。

第三节 静脉输液临床常用的溶液和药物

一、调节水、电解质及酸碱平衡的药物

（一）生理盐水

主要用于供给机体钠离子及氯离子的生理需要，维持体液渗透压和血容量。每100ml生理盐水中含有氯化钠0.9g，钠和氯各为154mmol/L。血液中钠与氯的浓度分别为142mmol/L和103mmol/L。生理盐水中钠的浓度与血液相近，而氯的含量明显高于血液。生理盐水的渗透压与血液是相等的。

（二）5%葡萄糖氯化钠溶液

每100ml的5%葡萄糖氯化钠注射液中含氯化钠0.9g，葡萄糖5g，属高渗溶液，葡萄糖进入血液后，很快被代谢，失去渗透压作用，此时起作用的主要是生理盐水。它的主要用途同生理盐水，可用5%葡萄糖溶液加10%氯化钠溶液配制。

（三）复方氯化钠溶液（林格溶液）

它的主要用途与生理盐水相似，在1000ml林格溶液中加入4mmol氯化钾和2.5mmol氯化钙。林格溶液内含有钾和钙，其含量很少，临床上不能使用此溶液纠正低钾和低钙血症，主要用途同生理盐水。该溶液含钙，钙与很多药物易发生化学反应，与其他药物合用应慎重，不能作为输血前、后冲洗液，以免凝血。

（四）3%、5%、10%氯化钠溶液

这三种氯化钠溶液均为高渗性电解质溶液，3%、5%氯化钠溶液所含氯化钠的浓度分别是血浆的3.3倍和5.5倍，所以只用于治疗严重的低钠血症的患者。10%氯化钠溶液所含氯化钠的浓度是血浆的11倍，因此不能直接静脉推注，只能加入液体稀释后使用。

（五）10%、15%的氯化钾溶液

主要用于治疗低钾血症。成人每天氯化钾的需要量约为3g，小儿每天为

0.1～0.2g/kg。通常经口服补充氯化钾，严禁使用10%或者15%的氯化钾溶液直接静脉滴注或推注，应用5%或10%的葡萄糖等溶液稀释后再静脉滴注，浓度一般不超过0.3%。

（六）10%葡萄糖酸钙溶液

此溶液具有较强的刺激性，不宜直接注射，宜用等量葡萄糖注射液稀释，稀释后缓慢滴注，每分钟不超过5ml。

二、抗生素

（一）β-内酰胺类抗生素

主要包括青霉素类和头孢菌素类，青霉素类抗生素使用前应详细询问患者药物过敏史，注射前必须做青霉素皮试。凡超过24h未使用青霉素类药物需要再使用者，或者在使用过程中更换药物批号的都需要重做皮试。皮试液浓度为500U/ml，皮内注射0.1ml，阳性反应者禁用。

（二）氨基糖苷类抗生素

庆大霉素是目前临床最为常用的广谱氨基糖苷类抗生素。主要不良反应有耳毒性、肾毒性、神经肌肉阻断作用以及过敏反应，如皮疹、发热等。

（三）大环内酯类抗生素

以大环内酯类抗生素为代表的有红霉素。临床主要应用于链球菌引起的扁桃体炎、猩红热、白喉及带菌者、淋病、李斯特菌病、肺炎链球菌下呼吸道感染。红霉素有潜在的肝毒性，长期及大剂量服用可引起胆汁瘀积和肝酶升高，尤其是酯化红霉素较易引起；还可致耳鸣、听觉减退，注射给药较易引起。其他为常见的消化道反应、药物热、皮疹、荨麻疹等。静脉滴注易引起静脉炎，滴注速度宜缓慢。

（四）人工合成抗菌药

1. 喹诺酮类

以氧氟沙星为代表，主要用于革兰阴性菌所致的呼吸道、咽喉、扁桃体、泌尿道（包括前列腺）、皮肤及软组织、胆囊及胆管、中耳、鼻窦、泪囊、肠道等部位的急、慢性感染。通常可致肾功能障碍、肝酶升高、血细胞和血小板减少、胃肠功能障碍，也可见过敏反应和中枢症状（失眠、头晕等）。用药期间多饮水，避免过度暴露于阳光下。注射液仅用于缓慢静滴，每200mg静滴时间应大于30min。

2. 磺胺类

以磺胺甲噁唑为代表，主治大肠杆菌和变形杆菌引起的急性、慢性尿路感染；脑膜炎球菌所致流行性脑脊髓膜炎的预防；流感杆菌所致的中耳炎等。常见副作用有恶心、呕吐、头痛、头晕等。过敏反应以药热、皮疹为多见。本品极易引起结晶尿，所以在服用时要大量饮水或配合碳酸氢钠片同时服用，防止肾损害发生。

（五）抗结核药

治疗量的异烟肼不良反应少，毒性小，可有头痛、眩晕等轻微反应。较大剂量（每日超过6mg/kg）的常见外周神经炎、四肢感觉异常、反射消失、肌肉轻瘫和精神失常等，因而有癫痫、嗜酒、精神病史者慎用。大剂量异烟肼可损害肝，引起转氨酶暂时性升高。因此，用药期间，要定期检查肝功能，肝病患者慎用，一旦发现肝炎，严禁继续使用。

（六）抗真菌药

两性霉素B为多烯类抗真菌药物，毒性较大，可有恶心、呕吐、食欲不振、发热、寒战、头痛等不良反应。对肾性毒性较常见，可出现蛋白尿、管型尿。静脉给药可引起血栓性静脉炎。药液静脉滴注时应避免外漏。治疗期间定期检查尿常规、血尿素氮及肌酐；肝功能检查时，如发现肝功能损害（血胆红素、碱性磷酸酶、转氨酶升高，酚四溴酞钠潴留等）应停药。

（七）抗病毒药

主要有利巴韦林、阿昔洛韦、更昔洛韦等。

三、化疗药物

（一）环磷酰胺

临床用于恶性淋巴瘤、多发性骨髓瘤、白血病、乳腺癌、卵巢癌、宫颈癌、前列腺癌、结肠癌、支气管癌、肺癌等，也可用于类风湿关节炎、儿童肾病综合征以及自身免疫疾病的治疗。本品的代谢物对尿路有刺激，故应用时应鼓励病人多饮茶水。

（二）阿糖胞苷

主要用于急性白血病，对急性粒细胞白血病疗效最好，对急性单核细胞白血病及急性淋巴细胞白血病也有效。快速输注时，阿糖胞苷可引起恶心、呕吐，作为静脉注射用时应稀释，配置好的注射液应在4℃冰箱保存7d，室温下只能保存24h。

（三）甲氨蝶呤

主要适用于急性白血病、乳腺癌、绒毛膜上皮癌及恶性葡萄胎、头颈部肿瘤、骨肿瘤、白血病脑膜脊髓浸润、肺癌、生殖系统肿瘤、肝癌、顽固性普通牛皮癣、系统性红斑狼疮、皮肌炎等自身免疫病。

（四）氟尿嘧啶

本品为嘧啶类的氟化物，属于抗代谢、抗肿瘤药，能抑制胸腺嘧啶核苷酸合成酶，阻断脱氧嘧啶核苷酸转换成胸腺嘧啶核苷核，干扰DNA合成。对RNA的合成也有一定的抑制作用。临床用于结肠癌、直肠癌、胃癌、乳腺癌、卵巢癌、绒毛膜上皮癌、恶性葡萄胎、头颈部鳞癌、皮肤癌、肝癌、膀胱癌等。用药期间应严格检查血象。本品应避光置阴暗处保存，温度不应低于10℃，也不宜超过35℃。治疗期间涂药范围有炎症，停药后炎症消退。本品可引起严重的皮肤刺激，尤其在日光下。

（五）柔红霉素

主要用于各种类型的急性白血病（包括粒细胞性、淋巴细胞性和单核细胞性以及粒-单核细胞性）、红白血病、慢性粒细胞性白血病、恶性淋巴瘤，也可用于神经母细胞病、尤文肉瘤和肾母细胞瘤等。给药应按一定时间间隔进行，以保持体内药物浓度，利于作用发挥。静脉滴注易引起静脉炎，滴注速度宜缓慢。

（六）紫杉醇

主要适用于卵巢癌和乳腺癌，对肺癌、大肠癌、黑色素瘤、头颈部癌、淋巴瘤、脑瘤及复发的非霍奇金淋巴瘤也都有一定疗效。静脉滴注开始后每15min应测血压、心率、呼吸1次，注意有无过敏反应。用药后每周应检查血象至少2次。

（七）长春新碱

主要使用于急性白血病，尤其是儿童急性白血病。本品对急性淋巴细胞白血病疗效显著，对恶性淋巴瘤、生殖细胞肿瘤、小细胞肺癌、尤文肉瘤、肾母细胞瘤、神经母细胞瘤、乳腺癌、慢性淋巴细胞白血病、消化道癌、黑色素瘤及多发性骨髓瘤等也有明显疗效。使用本品时应避免药物外漏，引起组织坏死。本品对光敏感，应避光使用。

（八）顺铂

本品属细胞周期非特异性药物，具有细胞毒性，可抑制癌细胞的DNA复制过程，并损伤其细胞膜上结构，有较强的广谱抗癌作用。临床用于卵巢癌、前列腺癌、睾丸癌、肺癌、鼻咽癌、食道癌、恶性淋巴瘤、头颈部鳞癌、甲状腺癌及成骨肉瘤等多种实体肿瘤均能显示疗效。本品有强烈的肾毒性，为预防本品的肾毒性，需充分水化。

四、镇静、镇痛药物

镇静、镇痛药物大多数对呼吸中枢有抑制作用，宜慢速给药。

（一）苯巴比妥

主要用于镇静、催眠、抗惊、抗癫痫，麻醉前给药，治疗新生儿高胆红素血症。静脉注射速度不宜过快，过快可引起呼吸抑制。

（二）地西泮

主要用于焦虑症及各种功能性神经症、失眠、癫痫、脑血管意外、脊髓损伤性中枢性肌强直，或腰肌劳损、内镜检查等所致的肌肉痉挛，还可治疗家族性、老年性和特发性震颤，可用于麻醉前给药。静脉给药过快可导致呼吸暂停、低血压、心动过速和心跳停止。给药最好用输液泵控制输液速度。

（三）咪达唑仑

主要用于治疗失眠症，也可用于外科手术或诊断检查时作为诱导睡眠用。常见的不良反应有低血压、谵妄、幻觉、心悸、皮疹、过度换气，少见不良反应有视物模糊、头痛、头晕、手脚无力、麻刺感。此外，还有心率加快、血栓性静脉炎、皮肤红肿、呼吸抑制。肌肉注射后可导致局部硬结、疼痛，静脉注射后有静脉触痛。静脉注射可有15%的患者发生呼吸抑制。老年人和长期用药者易出现严重的呼吸抑制。因此，静脉注射时速度勿过快。器质性脑损伤、严重呼吸功能不全者、老年人或循环系统疾病患者，用药后3h内留院观察。慎用注射给药，服药12h内不得驾车或操作机器。服用本品前、后12h内不得饮用含酒精的饮料。

（四）芬太尼

一般适用于各种疼痛及外科、妇科等手术后和手术过程中的镇痛；也用于防止或减轻手术后出现的谵妄；还可与麻醉药合用，作为麻醉辅助用药。本药有一定的刺激性，不得误入气管、支气管，也不得涂于皮肤和黏膜表面。

五、血管活性药物

血管活性药物大多数外漏时会引起组织坏死，所以不宜选择下肢静脉给药，宜选择粗大的静脉给药，最好使用PICC给药。

（一）去甲肾上腺素

本品为受体激动药，可引起血管收缩，升高血压，冠状动脉血流增加。本品遇光变色，应避光保存。药物外漏可引起组织坏死。

（二）硝普钠

本品为一种速效和短时作用的血管扩张药，对动脉和静脉平滑肌均有直接扩张作用，但不影响子宫、十二指肠或心肌的收缩，改变局部血流分布不多。本品不稳定，易分解，常规8h应更换，即使没有用完也应弃去。本品见光易分解，应避光使用和保存。此药降压效果明显，使用时要严格控制输液速度和严密监测患者血压，最好使用输液泵控制滴速。

（三）多巴胺

主要适用于心肌梗死、创伤、内毒素败血症、心脏手术、肾功能衰竭、充血性心力衰竭等引起的休克综合征；补充血容量后休克仍不能纠正者，尤其有少尿及周围血管阻力正常或较低的休克。由于本品可增加心排血量，也用于洋地黄和利尿剂无效的心功能不全。选用粗大的静脉作静注或静滴，以防药液外溢及产生组织坏死。静滴时应控制每分钟滴速，滴注的速度和时间要根据血压、心率、尿量、外周血管灌流情况、异位搏动出现与否等而定，可能时应做心排血量测定。休克纠正时要减慢滴速。遇有血管过度收缩引起舒张压不成比例升高和脉压减小，尿量减少，心率增快或出现心律失常时，滴速必须减慢或暂停滴注。

（四）硝酸甘油

主要药理作用是松弛血管平滑肌，用于冠心病及心绞痛的治疗和预防，也用于降低血压或者治疗充血性心力衰竭。本品见光易分解，应避光保存，最好避光使用，最好使用输液泵根据医嘱控制输液速度。

六、全静脉营养药物

（一）脂肪乳

主要适用于需要高热量的病人（如肿瘤及其他恶性病）、肾损害、禁用蛋白质的病人和由于某种原因不能经胃肠道摄取营养的病人，以补充适当热量和必需脂肪酸。静脉给药时局部可出现静脉炎、血管疼痛、静脉血栓形成。输注过快，超过脂肪乳吸收的最大速度时，本品可产生急性症状，表现为恶心、呕吐、胸痛、呼吸困难、发绀、心动过速、低血压等。在输注脂肪乳时，静滴速度最初 10min 为每分钟 20 滴，如无不良反应出现，以后可逐渐增加，30min 后维持在每分钟 40～60 滴。输注过程中严密观察患者的神志变化及主诉。输注完毕后，要用生理盐水冲管。

（二）氨基酸

本品可进入组织细胞，参与蛋白质的合成代谢，达到正氮平衡，并生成酶类、激素、抗体、结构蛋白以促进组织生长和愈合，恢复正常生理功能。外周静脉输液时滴注速度必须缓慢，并且避免药物外渗，以免引起组织坏死。

（三）维生素 C

本品不宜与碱性药物配伍使用。

七、其他特殊药物

临床上常用的特殊药物的药理作用、用法（包括用量、给药途径、浓度、输液速度）等对疾病的治疗相当重要，使用前护士一定要养成先阅读说明书的习惯，了解药物的性能和注意事项，以防差错事故的发生，保证医疗、护理质量。常用溶液的 pH 值见表 3-1，常用化疗药物的性质及 pH 值见表 3-2。

表3-1　常用溶液的 pH 值

溶液	渗透压 mOsm/L
等渗液（电解质类）	
5%葡萄糖	260
0.9%生理盐水	308
乳酸林格氏液	275
1.4%碳酸氢钠	298
低渗液	
蒸馏水	0
高渗液	
50%葡萄糖	2526
10%葡萄糖	500
10%氯化钾	2666
5%碳酸氢钠	1190
甘露醇	1098
全肠外营养制剂	高渗透压
（TPN）	（不同配比对应的渗透压值不同）

表3-2　常用化疗药物的性质及 pH 值

药　名	药物性质	pH 值
依托泊苷注射液	刺激性	3.0～4.0
紫杉醇注射液	腐蚀性	3.0～5.0
注射用盐酸阿糖胞苷	非刺激性	4.0～6.0
注射用硫酸长春新碱	腐蚀性	4.0～6.5
注射用盐酸表柔比星	腐蚀性	4.5～6.0
注射用盐酸平阳霉素	刺激性	4.5～6.0
环磷酰胺	刺激性	4.5～6.5
盐酸柔红霉素	腐蚀性	4.5～6.5
顺铂	刺激性（大剂量）	5.0～7.0

药　名	药物性质	pH值
注射用放线菌素D	腐蚀性	5.5～7.5
丝裂霉素	腐蚀性	5.5～7.5
卡铂	非刺激性	5.5～7.5
注射用门冬酰胺酶	非刺激性	6.5～7.5
注射用甲氨蝶呤	非刺激性	7.0～9.0
氟尿嘧啶	刺激性（大剂量）	8.4～9.2

第四节　静脉输液原则及其注意事项

一、静脉输液的用药原则

（一）控制补液总量，合理调整输液速度

纠正水、电解质失衡时计算24h补液总量应考虑：

（1）补充每日正常生理消耗量约1500ml。

（2）补充继续丢失量如呕吐、引流液的量等。

（3）累计损失量可根据失水程度、类型、病情变化及血钠浓度或血细胞比容等数值进行测算。

（二）纠正失水时补液调节速度原则

（1）"先快后慢"，第一个8～12h为紧急治疗阶段，补充累计损失量，也可输入总量的1/3～2/3，余量在第二天、第三天补足，以免重要脏器负荷过重受损，即"宁少勿多"的原则。第二个阶段为后12～16h，为继续治疗阶段，补充生理需要量和继续损失量，速度可适当减慢。

（2）失水伴休克时，开始1～2h内快速补充容量，成人可达500ml/h，当尿量超过20ml/h，速度可以减慢，休克纠正后再维持正常需要量。快速输液要进行监护，如监测中心静脉压、监测心率、呼吸、尿量，以防止输液过多过快，发生水中毒或者急性左心衰、肺水肿。老年人、婴幼儿、心功能不全患者要控制输液速度，以免引起不良反应。

（三）正确选用补液种类

一般可根据失液性质、血清电解质改变交替使用晶体、胶体溶液，原则上应为"先晶体，后胶体""先盐后糖"，以快速增加循环血量，恢复组织灌流。由于晶体溶液能迅速从血管内渗出，因此需要补充胶体溶液，尤其当患者有大量出血或血浆渗出时需要补充全血、血浆，提高胶体渗透压，扩张血容量，改善缺氧状态。在选择溶液加入各种药物时，应考虑该溶液的浓度和pH值对药物的影响，防止药效降低或其他不良反应。

（四）正确补钾

1. 补钾不宜早

输液后每小时尿量大于30ml方可考虑补钾，即"见尿补钾"。

2. 浓度不宜高

每100ml溶液中加入氯化钾不超过0.3g。

3. 速度不宜快

每分钟不超过60滴，因钾离子进入细胞内比较缓慢，需要15h才能达到细胞内外平衡，快速滴注可引起高血钾，更不可直接静脉推注，否则会引起心脏骤停。

4. 总量不宜多

一般禁食者每日需补钾3g，严重缺钾时24h补钾总量控制在6~8g，大剂量补钾时应做血清钾和心电图监测，防止血钾过高。

二、静脉输液的注意事项

（1）严格掌握用药适应证，尽量采用口服给药。原则上"能口服不注射，能肌注不静注"。

（2）输液配药原则是现用现配，否则配药时间过长容易造成输液污染或者影响药物的稳定性。

（3）规范操作流程，加强无菌观念及查对，严格遵守操作规程，减少处置和操作引起的药物不良事件。

（4）加强输液监护，输液过程中经常巡视病人，注意观察输液病人的反应，做好输液反应的应急准备。

（5）病人在输入多种药物时，应考虑药物之间是否发生相互作用，注意药物配伍禁忌。

（6）输注需要避光的药物时，应严格使用专用避光输液器和连接管。

（7）掌握静脉输液治疗原则，合理控制输液总量及速度。

参考文献

［1］钟华苏.静脉输液治疗护理学［M］.2版.北京：人民军医出版社，2011.

［2］贺连香，张京慧，高红梅.静脉输液治疗操作技术与管理［M］.长沙：中南大学出版社，2014.

［3］吴玉芬，彭文涛，罗斌.静脉输液治疗学［M］.北京：人民卫生出版社，2012.

第四章 静脉输液治疗的安全与质量管理制度

第一节 静脉输液管路护理维护现状

　　静脉输液管路是否得到恰当的维护与其留置时间的长短密切相关。调查显示，我国临床护士对静脉输液工具的使用及维护大多能够遵循培训的内容和要求，但也有部分细节容易被忽视。例如，在手卫生方面，临床中普遍存在部分护士在接触不同患者前后忘记消毒手，从而大大增加了交叉感染的风险；在消毒接头方面，临床上存在护士对输液接头消毒不彻底以及未等到消毒液彻底干燥后再接液体的错误操作，增加了感染的风险；在外周静脉留置针的使用和维护方面，临床上相当一部分留置针因堵塞、渗液等原因不能达到预期留置时间，此外，临床护士对套管针的留置时间不明确导致留置时间过长，由于缺乏主动输液理念，没有合理选择输液工具，通过静脉留置针输入胃肠外营养液或高渗溶液，增加了药物外渗以及并发静脉炎的风险；在PICC的使用及维护方面，临床护士每天只测量和记录患者的臂围，从而可能致使导管相关性感染不能被及时发现；在CVC的使用及维护方面，临床护士在封管时为了避免导管堵塞，常选用的肝素盐水溶液浓度大于10U/ml，从而增加了患者出血的危险，并且造成了不必要的浪费。

　　总体而言，我国静脉输液管路护理维护现状不容乐观。随着《静脉治疗护理技术操作规范》的颁布与实施，将对护士的临床操作进行规范化管理，从而确保患者安全。

第二节　静脉输液技术准入制度的现状与发展

随着医学模式的不断转变，促使护理工作的范畴日益扩展，然而静脉输液在挽救病人生命中仍然发挥着极其重要的作用。由于疾病谱的复杂化和给药方式的多样化，静脉输液也呈现了多途径和长时间留置趋势，静脉输液技术也在逐渐发展和成熟，已经发展为多学科、多层次的综合技能的临床实践。患者在享受静脉输液治疗的同时，也承担较大的输液风险，临床上部分护士输液技术不熟练，不了解血管和药物特点，导致重复静脉穿刺和使用不合理的输液途径，患者常出现感染、静脉炎、药物外渗等不良反应，给患者带来痛苦的同时也增加患者的经济负担。因此，要培养高素质、高水平、技术精湛的静脉输液护理团队，能为提高护理质量以及保证患者的安全提供保障。静脉输液技术准入制度的建立，主要是为保证从事这一领域工作的护理人员达到一定的专业水平以及工作的安全性。静脉输液技术准入管理体系能够逐渐提高临床护理技术应用的安全性和科学性，而我国目前的医疗系统还缺乏完善的技术人员资格准入制度。近年来，我国各地对静脉输液护士开始进行准入制度认证，但由于没有全国统一性规范，具体实施和标准制定均限于各省市自主进行。

一、建立静脉输液技术准入制度的意义

静脉输液技术准入制度在我国起步较慢，但从我国的现状不难看出这其中的重大意义。第一，实施静脉输液技术准入制度有助于保护患者的安全，同时保护护理人员的合法权益，减少护患纠纷。第二，实施静脉输液技术准入制度有助于提高静脉输液技术水平，降低技术风险，提高护理质量。第三，实施静脉输液技术准入制度有助于提高患者满意度，增强护士的职业满意度。

二、建立静脉输液技术准入制度的建议与实施方法

在2014年5月正式实施的《静脉治疗护理技术操作规范》的基础上，我国参考国外相关文献，制定了我国静脉输液技术准入制度。其内容应该涵盖：该项技术操作的标准和（或）规范流程，该项操作器材使用的规范流程，准入的评价体系（培训要求和考核标准），该项技术操作中可能出现的并发症或风险及防范措施。

(一)成立权威的培训机构

严格选择静脉输液专科护士培训基地，要动态评估教学效果，加强培训质量监督，尽量保证各基地平衡发展，最大限度地发挥优势资源的利用。成立静脉输液技术准入考核委员会，负责静脉输液专科护士培训工作的研究、指导、协调和质量监督工作等，颁发全国统一合格证书。

(二)建立静脉输液技术准入相关规章制度

通过查阅文献及借鉴国内外其他医院的研究成果建立静脉输液技术准入相关制度与规定，内容包括：静脉输液技术的准入制度；患者告知制度；静脉输液会诊制度；修订和完善原有的静脉输液相关制度，护理常规，操作流程及考核标准，静脉输液并发症的预防，各种静脉输液质量监控表和职业安全与防护；制度准入标准、培训、考核方案和质量控制的方法等。

(三)确定静脉输液技术准入标准

开展静脉输液护理技术的准入管理和人员的分层次管理，将临床护士分为三个层级：一级，头皮针穿刺人员资质的要求，具有护士执业资格，完成静脉输液相关理论及技能培训，并具有在临床高年资护士指导下 3 个月的静脉输液治疗经验，穿刺对象为血管较清晰的患者；二级，套管针穿刺人员资质的要求，高年资护士或护师，完成静脉输液相关理论及技能培训，有在三级临床护士指导下行套管针穿刺成功的经验，穿刺对象为具有一定血管穿刺难度的患者；三级，PICC、CVC、PORT 等置管技术人员资质的要求，临床静脉穿刺、套管针穿刺经验5年以上，中级专业技术职称，具有 PICC、CVC、PORT 等专项技能培训证书。

(四)资质申请、培训和考核

一般符合为注册护士，且有不少于两年的临床工作经验的护理人员均可以填写资质申请表，由委员会进行资质审核，合格后可以参加培训。根据郭俊艳等构建的静脉输液技术准入管理体系明确规定各个层级护士应进行的培训内容，除此之外还增加了对穿刺工具选择的培训。因为合理选择穿刺工具不但可以减少穿刺次数，减轻患者痛苦，还能减少穿刺并发症的发生。培训的内容分为理论和技能两个部分，经培训后要求护士必须能掌握输液九个方面的内容，并具有规范的操作技能和独立处理应急事件的能力。静脉输液技术准入培训考核合格后，合格者方可进入该层级并进行该层级规定范围内的操作，不合格者则不能独立进行该层级操作。如想再次晋级则需护士提出申请，考核合格后方可进入高一层级。

（五）继续教育实施

定期组织护士外出参加有关静脉输液的学术活动，系统地掌握静脉输液专科知识和国内外静脉输液技术新进展，及时掌握新技术，与国内开展静脉输液准入的医院进行技术交流，在科室内开展疑难问题、操作技能、经验交流会，使静脉输液护士真正掌握专科合理的核心能力，成为静脉输液治疗的引领者、教育者、科研者和管理者。

综上所述，我国应积极应对静脉输液专科护士发展趋势，通过管理者、护理教育者及研究者的共同努力，尽力构建安全的静脉输液技术准入制度与认证体系，实行依法执业，提高护理质量和保障护理安全，培养我国静脉输液专科护理人员与国际接轨，以利于我国静脉输液技术的长远发展。

第三节　静脉输液治疗质量标准

为规范静脉治疗操作，促进静脉治疗质量的持续改进，提高静脉治疗品质，保证静脉治疗患者安全，兰州军区兰州总医院静脉治疗学组参考2014年5月正式实施的《静脉治疗护理技术操作规范》及2011版美国INS的《输液治疗护理实践标准》，制定了兰州军区总医院静脉治疗质量评价标准（见表4-1），并运用于临床静脉治疗的质量控制。

表4-1　医院静脉输液管理质量评价标准

项　目	检查标准	分值
结构面6分	《静脉治疗护理技术规范》	1
	导管相关血流感染	1
	静脉输液不良反应应急预案	1
	实施静脉治疗护士应为注册护士并经过相关培训	1
	PICC置管操作人员经过PICC专业知识与技能培训,考核合格且有5年以上临床工作经验	1
	静脉药物的配置和使用环境清洁	1

续表4-1

项目			检查标准	分值
过程面38分	输液过程	操作前准备及评估	操作前核对医嘱,执行查对制度	1
			使用两种以上方式识别患者身份,询问过敏史	1
			根据患者的年龄、病情、静脉治疗方案、药物性质等,选择合适的血管、输注途径及工具	3
			腐蚀性药物不应使用一次性钢针	1
			严格遵循无菌技术操作原则	3
		穿刺	穿刺部位消毒范围(一次性钢针消毒直径≥5cm,外周静脉留置针消毒直径≥8cm,PICC置管≥20cm,PICC维护≥10cm)和方法应符合标准要求	3
			消毒液自然待干后方可穿刺	1
			置入PVC、PICC应标注置管日期及置管者姓名	1
			PICC应通过X光线片确定导管尖端位置	1
		PN	配制好的肠外营养(PN)应标注科室、病案号、床号、姓名、药物的名称、剂量、配制日期和时间	1
			配制好的PN应储存于4℃冰箱内	1
			输注前检查有无悬浮物或沉淀	1
			PN现配现用,24h内输注完毕	1
		维护	留置导管输液前回抽血液确定导管在静脉内,如遇阻力或无回血时不应强行冲洗导管	1
			PICC、CVC、PORT的冲管和封管应使用10ml及以上注射器或1次性专用冲洗装置	1
			PICC、CVC、PORT附加的肝素帽或无针接头至少每7d更换1次,有血液残留、完整性受损或取下后立即更换	2
			无菌透明敷料至少每7d更换1次,无菌纱布敷料至少每2d更换1次,敷料完整性受损立即更换	1
		导管拔除	外周静脉留置针6d内更换	1
			拔除PICC、CVC、PORT导管后保持穿刺点密闭24h	1
		职业防护	配制抗肿瘤药物时应戴双层手套、一次性口罩	1
			配药操作台面垫防渗透吸水垫,污染或操作结束时及时更换	1
			所有抗肿瘤药物污染物品应丢弃在有毒性药物标识的容器中	1
		记录	置管患者应知情同意	1
			PICC置管记录操作过程:穿刺静脉、日期、置入长度、外露长度	1
			外周静脉输注高危药物的患者,应告知风险并签名	1
			出现输液反应及导管意外事件及时上报,有记录	1
			输液并发症及不良事件要有数据统计分析与改进	3
			告知患者和照顾者静脉治疗、导管使用及维护等相关知识	2

项　目	检查标准		分值
结果面6分	输液并发症处理及时		3
	无输液相关不良事件发生		3
总分	50	应得总分：	
实得总分：			
被检查者签名：			
注： 1.能正确执行者在检查结果栏内画"√"表示；不符合要求者在检查结果栏内画"×"表示；不涉及该项目,在检查结果栏内用"NA"表示 2.应得总分=总分−未涉及项目分,得分百分率=实得总分/应得总分			

第四节　静脉输液专科学组队伍建设与作用

兰州军区总医院是一所集医疗、教学、科研为一体的三级甲等医院,展开床位2500余张,共52个护理单元,护理人员1500余名,2010年3月成立静脉治疗专业学组,目前,该学组着力对静脉输液专科学组建设模式进行探索。

一、成立静脉治疗专业学组

（一）指导思想

为适应当今医疗事业的发展趋势及医疗工作对高层专科护理人才的需求,根据国家卫生部"十二五"期间《中国护理事业发展规划纲要的通知》要求,医院护理部成立"静脉治疗专业学组",进一步挖掘、培养静脉治疗护理专科人才,指导全院静脉治疗工作,满足患者高品质的护理需求,从而提高优质的护理质量。

（二）总体目标

以培养静脉治疗护理专业人才,提升护理专业学术水平为目标,通过合理的组织结构及管理模式,以专项护理技术为纽带,实行督导首席负责制,选拔全院各临床科室的护理人员,努力打造技术精湛的护理人才队伍,全面提升护理水平,为患者提供高品质的护理,提高患者生存质量,同时培养一批优秀的、与国际水平接轨的专科护理人才。

（三）静脉治疗学组成员准入条件

（1）学历条件为大专及大专以上。

（2）通过国家护师资格考试，并取得护师资格证书3年以上。

（3）具有较丰富的临床护理经验，基础理论扎实，操作技能娴熟。

（4）热爱静脉治疗护理工作，对静脉治疗护理工作有奉献精神。

（四）静脉治疗学组的工作职责

（1）建立静脉治疗管理运作模式及认证体系。

（2）引进和推广国内外静脉输液的各种新技术、新方法。

（3）建立人员准入制度，规范人员培训。

（4）负责静脉治疗新产品的准入与评价。

（5）开展学术交流、理论培训、科研题目的立项。

（6）组建静脉置管护理中心，每月开展一次活动。

（7）对外派人员学习静脉治疗新技术、新方法，提出意见建议。

（8）紧紧围绕静脉输液临床实际需求开展管理和研究工作。

（9）建立完善的会诊运作体制。

（10）树立典型并提出静脉输液奖惩的意见和建议。

（11）在护理部的领导下完成其他工作。

（12）在院内开展"钢针零容忍"等主题活动。

（13）学组每月组织专业学术活动一次（主要是理论授课并开展讨论）。

（14）定期汇总，制定整改措施，以达到持续改进的目的。

（15）年终进行全年工作总结，包括主要做法、取得成绩、存在不足、整改措施及来年计划等，探讨创新方法。

（五）静脉治疗学组的组织架构

兰州军区总医院静脉治疗学组结构如图4-1所示。

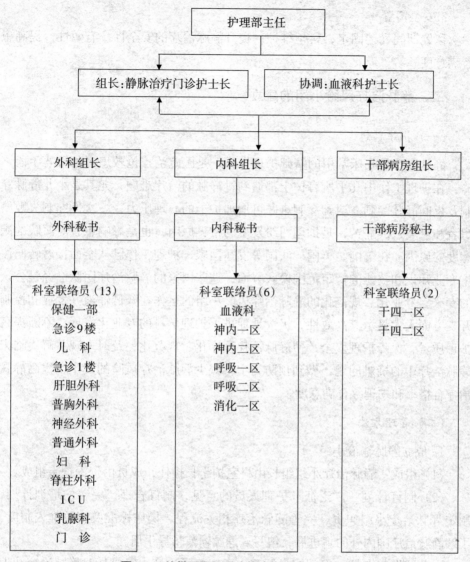

图4-1　兰州军区总医院静脉治疗学组结构图

（六）静脉治疗护理的目标

1. 成功穿刺

提高一次穿刺成功率，减少反复穿刺给患者造成的痛苦，降低治疗成本。

2. 血管保护

选择合适的静脉和穿刺工具，避免因输液治疗造成血管伤害。

3.安全留置

留置期间妥善固定，科学维护，提升静脉治疗的安全性、有效性，提高患者满意度。

二、静脉治疗风险小组的建立

（一）指导思想

静脉治疗是临床常用的基础护理操作，是医院治疗抢救患者的重要手段之一。在护理工作中几乎所有护士都遇到过静脉的治疗难题，尤其是小儿静脉穿刺及夜间静脉穿刺。遇到穿刺难题可增加护士的心理压力；一次性穿刺失败给患者和家属造成痛苦，是护理纠纷发生的常见原因，也是影响患者对医院的满意度的原因。在美国、英国、法国等发达国家，护理工作已从全面接触转向注重专业知识和技能的特定范围模式方面，这些国家的静脉治疗团队已经是公认的专家。专业化、规范化的静脉治疗风险小组的运作在降低输液并发症和控制开支方面大大显示其高效性，极大地促进了护理学科的专业化发展。不断提高护理质量，保障护理安全，使静脉治疗程序化、规范化，及时发现并解决临床静脉治疗中的疑难问题，做到预防为主，减少静脉治疗风险的发生，提高静脉治疗合格率和护理综合满意度。

（二）管理方法

1. 成立静脉输液小组

（1）组成：静脉治疗小组组长由科室护士长担任，成员由资深护士组成。

（2）制订计划：广泛征求护理人员的意见，制订合理、完善的培训计划，制定静脉治疗小组职责，完善静脉治疗相关流程、操作标准及相关准入制度，了解静脉治疗国内外的新进展，编写《静脉输液指导手册》。

（3）培训与考核：发放问卷调查，了解静脉治疗小组成员对静脉治疗知识的掌握程度及需求，根据调查结果利用业余时间有针对性地对小组成员进行理论和实践课培训，提高静脉治疗小组成员的理论水平及实际操作能力，并进行严格考核，考核合格后，静脉治疗小组成员定期对全院护士进行静脉治疗理论知识与技术操作相关知识的培训及考核。

2. 成立PICC输液小组

（1）组成：组长由护士长担任，成员由科室联络员组成。

（2）制订计划：小组制定PICC输液小组的职责、分工、工作目标及指标、培训计划，培训内容包括PICC置管技术操作流程、维护及并发症的处理等，完善PICC治疗相关流程、操作标准及相关准入制度，申报PICC培训基地，培养PICC专科护士。

（3）实施：小组成员参加本院PICC专科培训，以提升PICC输液小组的整体水平，培养PICC优秀师资，为PICC专科的发展奠定基础。按PICC专项检查标准进行考核，并总结分析存在问题。

3. 成立全院静脉输液治疗会诊小组

（1）组成：由静脉穿刺水平较高的护士组成。

（2）工作举措：成员负责解决全院静脉输液治疗过程中的疑难问题，尤其是静脉输液治疗技术问题；对低年资组员，根据需求和时间，有计划的跟随老师学习静脉穿刺技术和参加护理会诊。

（3）总结分析：每月统计会诊次数，了解全院各科室静脉穿刺水平，对穿刺技术薄弱科室，采取护士轮转的方式相互学习，减轻护士静脉穿刺困难的压力，同时也减轻科室压力。预防静脉输液治疗过程中存在的问题，以降低护理风险，提高护理满意度。

4. 成立护理风险与安全管理小组

（1）组成：组长由护理专家成员担任，组员由静脉穿刺水平较高的护士组成。

（2）制订计划：小组制定工作职责、分工、工作目标及指标、培训计划。

（3）实施：各小组成员收集全院置管滑脱等不良事件上报资料，对发生频率高的科室确定为高危科室，每季度追踪检查，及时干预，帮助科室查找原因，制定改进措施；每季度组织1次不良事件案例分析讨论会。

（4）总结分析：对不良事件采用病例讨论、模拟表演、幻灯片等不同的形式，向全院护士长汇报，借鉴经验，不断提高护士的能力，减少类似事件的发生。

三、静脉治疗专业学组发挥的作用

静脉治疗专业化发展是世界范围的一个趋势。静脉治疗的专业化在甘肃省内率先起步，兰州军区总医院静脉治疗专业学组于2010年03月成立，有成员29人，分布于全院各个临床科室，其中护士长4名，护士25名。主要负责静脉治疗方案及血管的评估，提供合理的穿刺技术，制定完善的PICC操作及维护流程以及各种记录，参与指导全院PICC置管以及PICC的日常维护，并对置管后的患者进行跟踪、指导、监控，对发生静脉炎者予以合理及时的处理。自静脉治疗学组成立以来，先后组织专项讲座四十余次，不断规范院内外静脉治疗，自1999年开展PICC以来，先后派出多名骨干赴外院学习及指导，陆续引进了婴幼儿PICC置管及超声引导下MST技术。随着技术的不断成熟，吸引了周边医院多名护理骨干来医院进修学习，使护士的操作达到了规范化、标准化。

第五节 静脉治疗门诊相关规章制度

一、PICC护理门诊管理制度

(一) 专科管理制度

(1) PICC护理门诊直属护理部，由PICC护理门诊护士长负责管理。

(2) PICC护理门诊应保持安静，避免噪声，做到走路轻，说话轻，开关门轻，操作轻。

(3) 门诊病床单位的陈设和其他物品定位放置，整齐划一，不得随意搬动。病床单位的被套、床单、枕套使用后立即更换，保持清洁卫生。

(4) 每天进行环境消毒，保持门诊清洁卫生，注意通风。

(5) 当班医务人员必须着工作服，戴圆帽，着装整洁，进行无菌操作时必须戴口罩。

(6) 加强物品管理，建立账目专人保管，定期清点。管理人员变动时，应当办妥交接手续。

(7) 值班医护人员禁止在办公室聊天、打闹嬉笑、打私人电话、干私活。工作区域禁止放置私人物品。

(二) PICC护理门诊维护间规章制度

(1) 严格遵守医院及中心各项规章制度，坚守岗位。

(2) 非维护间工作人员不得入内，维护间工作人员必须穿工作服，戴圆帽，操作时戴口罩。

(3) 热情接待来诊和咨询人员，关心体贴就诊患者，耐心做好解释和宣教工作。

(4) 门诊患者维护前须进行评估、挂号、交费，患者家属不得陪同入室。

（5）维护操作时严格执行无菌技术原则，操作前后应严格洗手或消毒液喷手，严格执行规程，认真落实查对制度，严防差错事故发生。

（6）PICC护理门诊应保持环境清洁、整齐，每日行空气消毒2次。每次使用后及时更换病床单位被服。用消毒液擦拭治疗车、治疗台表面，消毒液拖地，早、晚房间空气消毒各1次，开窗通风。每做完一项操作要及时进行清理。每周大清扫1次。

（7）按感染控制标准进行物品和耗材管理，严格区分清洁区和污染区，物品定位放置，维护间内不得存放生活物品，无菌物品与非无菌物品应分开放置，每月按时清查物品有效期，正确处理医疗废物。

（8）做好财产管理，建立账目登记本，做好每班清点和交接工作。

（9）严格执行交接班制度，认真填写门诊工作量统计。

（三）PICC安全事件上报管理制度

（1）护理人员应掌握PICC置管适应证、置管前后处理、维护和功能锻炼等。

（2）置管前和维护过程中如出现下列情况者，应及时上报。

①可能对PICC置管有影响者，如上腔静脉部分压迫、穿刺部位有手术史、安装各种支架或导管、血小板异常、感染性心内膜炎、装有心脏起搏器、风心病史等。

②置管后出现导管脱出>3cm，导管中途移位、导管破损、导管断裂、静脉血栓者。

③在病区内拔管的患者（因死亡或其他原因）。

护理人员应将上述情况报告PICC护理门诊并进行相应处理，严格交接班，对观察处理后的转归情况PICC护理门诊护士进行追踪。

（3）对于出现严重感染（或血源性感染）、导管脱出>3cm、导管中途移除、导管破损、导管断裂、静脉血栓者，应在24h内填写PICC置管后安全事件登记（报告）表。重大事件或特殊情况应立即上报。

（四）PICC护理门诊感染管理制度

1. 医务人员管理

（1）工作服：可穿着普通工作服进入PICC护理门诊，保持服装的清洁，每周更换2次或3次，接触特殊患者如耐甲氧西林金黄色葡萄球菌（MRSA）感染或携带者，或处置患者可能有血液、体液、分泌物、排泄物喷溅时，应穿隔离衣。外来医务人员进入PICC护理门诊进行诊疗操作应穿隔离衣。

(2) 口罩：接触有或可能有传染性呼吸道感染的患者时，或有体液喷溅可能时及无菌操作时应戴口罩。当口罩潮湿或有污染时应立即更换。

(3) 专用鞋或鞋套：进入置管间更换PICC护理门诊专用拖鞋，外来工作人员进入时应用鞋套。

(4) 工作帽：严格无菌操作，必须戴圆帽。

(5) 手套：进行无菌操作时，须戴无菌手套，如手部有伤口或给感染患者进行操作，应戴双层手套。

(6) 严格执行《医务人员手卫生规范》，接触患者及操作前后，应洗手或用快速手消毒剂消毒双手。

(7) 工作人员患感冒、腹泻等可能会传播的感染性疾病时，应避免接触患者。

(8) 工作人员每年应接受医院感染控制相关知识的培训，卫生保洁人员应接受消毒隔离知识和技能的培训。

2. 消毒流程

(1) 办公桌面、药品柜、门把手等，应每天用500mg/L含氯消毒剂擦拭；电话按键、电脑键盘、鼠标等，应每天用75%乙醇擦拭消毒。

(2) 病床单位每次使用后更换床单、被服、枕芯、被褥等，使用时应防止体液浸湿污染。

参考文献

[1] 侯丹，白晓忠，孙铭，等.项目管理在静脉输液技术准入中的应用［J］.中国护理管理，2014，14（7）：712-714.

[2] 郭俊艳，张黎明，魏畅，等.静脉输液护理技术分层次准入管理研究［J］.中华护理杂志，2010，45（6）：485-488.

[3] 左丽宏，李春燕.静脉输液护理相关用具合理选择与临床应用［J］.中国护理管理，2010，10（1）：78-80.

[4] 杨松兰，穆占俊，白煜峡.静脉治疗风险小组的建立与运行［J］.护理学杂志，2014，29（23）：10-12.

第五章　护理程序在静脉输液治疗中的应用

　　临床上进行静脉输液治疗，首先要了解患者的治疗方案，评估患者，根据患者的病情、年龄、皮肤、静脉血管情况、特殊药物的使用、药物的特性、用药的方式、静脉输液疗程等，选择不同的静脉通路，评估患者的静脉血管情况，选择正确的输液工具，达到最佳治疗效果。静脉输液不是一项简单的操作，操作治疗程序化可有效减少并发症、减少针刺伤，降低患者费用，提高患者满意度和护理质量。

　　鱼骨图是由日本管理大师石川馨先生所发展出来的，故又名石川图，是一种发现问题"根本原因"的方法，用于质量管理。美国BD公司输液治疗部根据鱼骨图的管理理念（如图5-1所示）实施了静脉输液治疗的程序化管理。

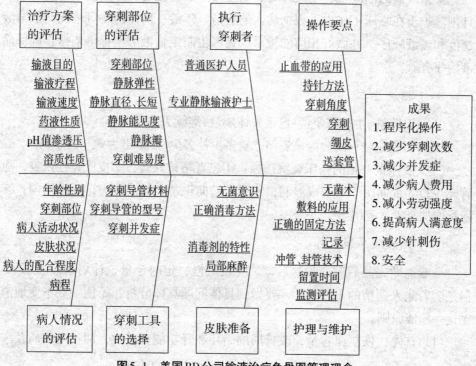

图5-1　美国BD公司输液治疗鱼骨图管理理念

一、护理评估

（一）病人情况的评估

静脉输液前应当评估病人的病史，了解病人过去和现在的用药情况，包括诊断、病情、目前情况、危险因素、年龄、过敏史、输液史、手术史以及深静脉穿刺史。

（二）治疗方案的评估

静脉输液的类型，输液的疗程和输液速度；评估药液的刺激性、渗透压和pH值等。

（三）穿刺部位及血管的评估

评估穿刺皮肤的完整性，有无创伤、循环障碍、肢体肿胀、皮肤感染等。评估静脉能见度、弹性、有无静脉瓣等。

二、输液计划的制订

根据医嘱的输液量、输液种类、输液方法、输液时间、输液顺序制订输液计划。护士在临床工作中，根据病人的病情、年龄、所用药物等情况调节输液速度和输液顺序，并做好相应的记录，为医生制定输液方案提供依据，确保输液治疗有效。

（一）输液量

（1）输液量=生理需要量+已丢失体液量+继续丢失量。

（2）明确输液目的，应该遵循"缺多少补多少""量出为入"的原则。

（3）液体量补足的临床观察指标：①患者精神好转；②皮肤弹性恢复，血管充盈；③舌面由干燥变成湿润；④血压趋向正常，脉搏有力，呼吸均匀；⑤尿量增加至正常范围。

（二）输液顺序和原则

一般遵循先晶后胶，先盐后糖，先快后慢，定时定量，计划输液的原则。但是随着病人病情的不断变化，要做到具体问题具体分析，不能一成不变地遵循这一输液原则。

（1）首先，恢复血容量，改善周围循环和肾功能；其次，纠正电解质及酸碱平衡。

（2）首先，输入无机盐溶液，稳定细胞外液渗透压和恢复细胞外液容量；其次，再输入葡萄糖液，使其可以迅速进入体内被细胞利用。

（3）为快速补充血容量，临床上常采用加压输液法或者同时开通多条静脉输液通路，但"先快"这一原则对心力衰竭、肺水肿、脑水肿的病人不适用。

（4）补钾"四不宜"：不宜过早（见尿补钾），不宜过浓（<0.3%），不宜过多（成人<6g，小儿<0.2g/kg），不宜过快<1g/h。

三、护理实施

（一）穿刺工具的选择

根据INS标准，在满足治疗需要的情况下，尽量选择最细、最短的导管，同时考虑患者的年龄、静脉局部条件、输液种类和目的、治疗时限及患者的活动需求。合理选择合适输液工具的原则：满足输液治疗需求、穿刺次数最少、留置时间最长、对患者损伤最小、风险最小。头皮针适用于短期单次（<4h）的静脉输液或者单次采取血标本；持续输注刺激性药物、发疱剂、肠外营养、pH<5或者pH>9的药液，渗透压>600mmol/L的液体等不得使用外周静脉，尽量选择中心静脉导管。

（二）穿刺执行者

在执行静脉输液时，应根据患者血管穿刺难易度、药物的性质以及护士的资质合理选择执行者穿刺，保障输液安全。PICC穿刺是要经过PICC相关专业知识和技能的培训，考核取得PICC资格证的护士才能操作。中心静脉置管由医生操作。我国静脉输液治疗逐渐与国际接轨，许多大型医院相继成立了静脉输液小组，培养专科的静脉治疗护士，静脉输液会更加规范化和专业化。

（三）穿刺部位的准备

严格无菌技术，正确执行手卫生原则，包括正确的洗手方法、手消毒等，有效洗手可减少院内感染；正确消毒皮肤，减少静脉炎的发生。穿刺执行者要具有自我防护意识，提倡使用防护设施，尽量避免针刺伤，减少血源性传播。

（四）输液工具的应用

结扎止血带的位置应当在穿刺点上方至少10cm处，结扎止血带使用时间不宜超过120s，以免引起肢体末端血液循环障碍。止血带一人一用一消毒；掌握持针、绷皮方法，注意穿刺角度，一般针头与皮肤成15°～45°角进针，见回血后降低角度再进针少许。

（五）护理、维护及管理

（1）正确的固定方法：用透明敷贴固定静脉留置针座，延长管U形固定，肝素帽要高于穿刺点，且与穿刺血管平行，这样有利于减少回血，防止导管堵塞，要注明置管日期和时间。

（2）敷料的应用：穿刺点使用无菌透明敷贴覆盖，便于观察穿刺点局部情况。如果出汗较多或者对透明敷贴过敏者，可用无菌纱布覆盖。纱布敷料常规24h更换1次，透明敷贴至少7d更换1次，当敷料出现潮湿、松动、污染时应及时更换。新生儿更换时间应遵循"必要时更换"的原则。

（3）冲管、封管技术：①冲管液通常为生理盐水，采用脉冲式冲洗方法；②封管应采用正压封管方法。

（4）留置时间：成人外周短导管留置时间为6d内，儿童如无并发症发生，可用至治疗结束；成人外周中长导管可保留1～4周；PICC留置时间为1年；植入式输液港的最佳留置时间为19年。在导管留置期间应每天对穿刺置管部位进行评估和监测。

（5）做好记录与数据收集：客观、真实、准确地记录置管情况；做好数据收集，为静脉输液治疗的发展提供科学依据。

（6）加强监测评估和感染控制：每天评估置管部位局部情况，积极预防和控制并发症的发生，保证静脉输液治疗的质量和安全。

四、效果评价

护士有责任完成有效的输液治疗并进行评价，记录结果与预期的偏差并包括修正措施。若病人的结果不符合预期目标，必须考虑：基础资料是否准确，护理诊断是否正确，预期目标是否切实可行或可测量，护理措施的选择是否正确等。效果评价应贯穿于护理程序执行过程中，可以帮助护士按照预期目标把工作做深做细。患者在输液过程中，能积极配合，不紧张、不恐惧；患者体位舒适，对整个输液过程满意。要保护好血管，尤其是慢性病，长期输液的患者能避免各种输液的并发症。输液通畅无不良反应，若遇故障能迅速排除。要能合理用药，选择合适的输液工具为合理用药提供条件。每班对患者静脉情况进行评价，如出现静脉炎的早期表现，应立即进入静脉炎治疗护理程序。

参考文献

[1] 罗艳丽.静脉输液治疗手册 [M].北京：科学出版社，2012.

[2] 钟华荪，李柳英.静脉输液治疗护理学 [M].3版.北京：人民军医出版社，2015.

第六章　相关感染的预防与控制

第一节　静脉输液相关感染

一、定义

静脉输液感染包括与导管相关的感染，如穿刺部位、穿刺隧道或与导管相关的血液感染，与输液管路有关的感染或污染。局部感染症状表现为输液部位发红、肿胀，可能有分泌物，白细胞升高。全身症状表现体温波动、多汗、血压下降、意识改变等菌血症或败血症。

二、危险因素

（一）手卫生观念和无菌观念差

未注意手卫生，紧急置管时未严格执行无菌操作和不熟练的人员进行置管及护理等是导致留置针感染率提高的危险因素。经手接触传播是医院内交叉感染的最主要途径。在我国，护士洗手依从性低是普遍存在的现象。护士只注重操作后洗手，而忽略了操作前洗手及给两名患者操作之间的洗手。有些医护人员认为，戴手套可以代替洗手，用戴手套的手进行采样培养，接触病人及病人衣物或病床后，耐甲氧西林金黄色葡萄球菌可从病人身上传到医护人员的手套上，而不同材料的手套都有不可见渗漏而污染手，此外在取下手套时也会发生污染。

（二）静脉留置导管的污染

临床中多数导管相关性感染的发生与使用中心静脉导管有关。第一，由于中心静脉导管留置时间相对较长，特别是ICU病人的病情危重，静脉输液困难或药物种类多，使留置导管成为常规输液通道，即使不再需要，也认为留置导管方便输液，因此增加了感染的风险。第二，静脉导管使用频繁，每天需要使用若干次为病人输入液体、药物和血制品，或采集样本进行实验室检查，从而增加了污染机会，容易发生医院获得性病原体的定植。第三，有些导管是在紧急情况下置入，操作时很难严格执行无菌技术操作，致使直接污染导致感染。第四，由于护士工作繁忙或导管留置时间未交接清楚，造成未及时更换导管而发生感染。

（三）输液辅助装置的污染

输液的辅助装置如肝素帽、输液接头、三通等在输液过程中都可能造成污染。例如输液接头和输液装置不配套，在治疗中使用或更换肝素帽、接头消毒欠规范，或其他给药设备受到污染，也有可能进入输液系统导致感染。

（四）穿刺部位的感染

穿刺部位菌群的入侵也是静脉治疗感染的常见原因。当静脉穿刺破坏了穿刺部位的皮肤这一天然屏障时，寄生在皮肤上的菌群就可导致感染。皮肤的温度和湿度也是影响穿刺部位皮肤感染的因素之一，它们的高低与感染呈正相关。研究表明，上、下肢的皮温比躯干和颈部低，因此感染的概率也低。皮肤的湿度是控制感染的另一个因素，因此使用能使湿气传播的敷料可降低穿刺部位的感染率，因为皮温愈高，湿度愈大，细菌的繁殖力就愈强。

（五）微粒的污染

在抽吸使用玻璃安瓿装载的药物时，用砂轮切割瓶口后，未用75%的乙醇擦拭瓶口，或不用手掰开瓶口处，而是用其他利器敲开安瓿，会造成药物微粒的增加；注射器反复抽药穿刺输液瓶塞，造成碎屑掉入液体内增加感染机会。研究显示：针头插入瓶塞次数越多，产生的胶塞微粒就越多；针头越大，配液时液体中产生的胶屑就越大；针头重复使用次数越多，流经针头后液体所含微粒的数量也越多；注射器使用时间越长，污染率越高。

（六）无菌屏障使用不当

在进行中心静脉置管时，要求无菌屏障最大化，铺大的无菌巾，戴口罩、帽子、无菌手套和穿无菌隔离衣。由于医护人员执行规范不严格，导致感染控制落实不到位，例如实际工作中操作者很少穿无菌隔离衣进行操作，认为无菌物品不会接触自己身体的其他部位；但在临床观察中发现，如果插管部位不平坦和操作不熟练时，无菌物品会接触到操作者的手臂或工作服。

（七）穿刺部位及工具选择不当

静脉炎长期以来都被认为是发生感染的危险因素之一，而置管位置有继发导管相关感染和发生静脉炎的危险。在临床操作过程中，由于病人长期输液，在同一血管同一部位反复多次穿刺，易造成静脉炎。另外，在静脉输液前护士未很好地评估病人血管与使用药物情况，而使用了不恰当的输液工具，例如穿刺针过粗，对血管损伤大，推注药物速度不宜控制；穿刺部位选择在不宜固定或关节处，出现液体渗漏；使用药物浓度高，对血管刺激大，未选择中心静脉置管，造成静脉炎或皮肤坏死而发生感染等。

（八）穿刺技术差

无菌技术不熟练、反复多次侵入性操作会造成导管发生细菌定植和相关血流感染的危险性增加。接受过专业培训的静脉治疗小组人员可以显著降低导管相关性感染、相关并发症的发生。消毒时消毒剂不宜过多，待干后再进行穿刺，避免消毒剂沿穿刺隧道进入血管，置管时动作要轻柔。

三、导管相关感染的诊断

（一）局部感染

穿刺部位感染，表现为置管口局部的炎症，皮肤发红、压痛、皮温高，伴或不伴脓性分泌物。置管口部位的感染诊断比较简单，只要有红肿、渗液等局部感染表现或者渗出液培养有病原微生物，即可诊断。

（二）导管相关血流感染

临床诊断：符合下述三条之一即可诊断。

（1）静脉穿刺部位有脓液排出，或有弥散性红斑（蜂窝组织炎的表现）。

（2）沿导管的皮下行走部位出现疼痛性弥散性红斑并除外理化因素所致。

（3）经血管介入性操作，发热>38℃，局部有压痛，无其他原因可解释。

病原学诊断：导管末端培养和（或）血液培养分离出有意义的病原微生物。

（1）导管末端培养的接种方法：应取导管末端5cm，在血平板表面往返滚动一次，细菌菌数≥15cfu即为阳性。

（2）从穿刺部位抽血定量培养：细菌菌数≥100cfu/ml，或细菌菌数相当于对侧同时取血培养的4~10倍，或对侧同时取血培养出同种细菌。

第二节　静脉输液相关感染的预防

一、手卫生

（1）静脉输液治疗前后必须进行严格的手卫生。

（2）戴手套不能替代手卫生。

（3）戴手套前和脱换手套后均应洗手。

（4）当手部有血液和其他体液、分泌物等肉眼可见的污染时，应用皂液和流动水洗手；无肉眼可见污染时，宜用速干手消毒剂。

二、预防策略

（一）严格无菌原则

静脉治疗感染的危险依据无菌技术操作可下降。静脉治疗前严格洗手，减少医务人员对病人的感染。静脉输液穿刺前，对皮肤不清洁者先行皮肤清洁后再进行消毒。消毒面积根据不同的穿刺方式选择，如用贴膜覆盖穿刺部位，其消毒面积应大于贴膜面积。皮肤消毒后不能再行触摸，除非再次消毒。使用消毒剂时要达到有效的消毒时间后再进行穿刺，这样会降低穿刺部位的感染率。机体抵抗力差的病人使用最大的屏障保护（无菌手套、无菌衣、口罩、消毒床单）能减少细菌感染。

（二）加强静脉输液的质量监控

实施输液治疗的护士应具有资质，操作时严格执行无菌技术操作规程，管理者要加强静脉输液的流程管理，加大对护理人员执行力的监督，建立静脉输液预警机制，以有效预防静脉输液感染。做好手卫生监控，建立良好的洗手设施，当手部有明显的可见污物时，要用流动水洗手。在静脉输液感染控制中，要将洗手作为重点内容进行考核。定期对医务人员进行洗手和手消毒后的手部采样培养。

（三）预防微粒污染

操作时保持环境清洁，实施密闭式静脉输液；在使用软袋输液时不要插排气管，并且按照输液袋注明的入口进行加药和输液；正确地从安瓿和密封瓶内吸取药液。吸取结晶或粉剂注射剂时，选择合适的稀释液，最好是用药物带的原溶酶溶解，待充分溶解后再吸取。正确折断安瓿，砂轮划开后，应用75%酒精棉签消毒再徒手掰开，这样可有效预防药液被微粒污染；密封瓶内抽吸药液时，减少针头穿刺胶塞的次数；行静脉输液的地方应尽量减少人员数量，减少人员的各种活动。良好的通风与空气消毒是有效的重要措施，有条件的建立静脉输液配置中心或使用百级净化工作台净化空气，减少微粒污染。在输液过程中护士应重视微粒污染的危害性，并以强烈的责任心严把输液关，最大限度地减少微粒污染，使病人得到安全、有效的治疗。

（四）每日评估置管情况

对于留置静脉导管的患者（外周短导管、颈内静脉、锁骨下静脉、股静脉和经外周置入中心静脉导管）要评估置管情况，主要包括：

（1）透过敷料触诊穿刺部位有无疼痛，观察有无红肿、渗出和敷料污染、松散情况。

（2）当患者局部发生疼痛和有感染迹象时，应移除敷料或纱布观察穿刺部位。

（3）根据穿刺部位情况及时更换敷料。

（4）观察体温和血压变化，可疑导管感染时要及时做血培养和拔除导管。

（5）不必要的留管可建议医生拔除。

（五）穿刺部位和置管方式的选择

根据病人的病情、血管条件、可能需要营养输注的天数、操作者资质以及技术熟练程度，选择置管方式。成人患者周围静脉穿刺应选择上肢远端部位，一般不选择下肢静脉穿刺，以避免静脉栓塞和血栓性静脉炎的发生。穿刺针头越细、针头斜面越短，对血管的损伤面越小，越有利于血管的保护。中心静脉置管则应首选锁骨下静脉穿刺。PICC（经外周穿刺置入中心静脉导管）穿刺首选贵要静脉，因头静脉在臂部上升时有窄段，有增加机械性静脉炎的风险。

参考文献

［1］杨莘.静脉输液护理指南［M］.北京：科学技术文献出版社，2009：77.

［2］钟华荪.静脉输液治疗护理学［M］.北京：人民军医出版社，2007.

［3］李家育，李玉梅，宋金斗，等.砂轮的消毒与安瓿药液微粒污染的研究［J］.中华护理杂志，1999，34（3）：142.

［4］解颖，李佳斌，苏若萍.安瓿药物抽吸中的误操作与玻璃微粒污染的关系［J］.实用护理杂志，1999，15（10）：36-37.

［5］赵霖，王华生，韩忠福.溶药用注射针头及药液瓶橡胶塞微粒污染影响的研究［J］.中华护理杂志，1997，32（1）：12-14.

［6］张研，朱静.静脉输液感染及其控制方法［J］.中国病案，2012，13（4）：32-34.

［7］卢莘，陈丽丽.静脉输液专科护士实践手册［M］.北京：化学工业出版社，2013.

第七章　临床静脉输液用具的选择与护理操作技术

第一节　头皮针输液技术

一、定义

一次性静脉输液针又叫头皮钢针（如图7-1所示），是一次性医疗器械，属于国家第三类管理器械，也被称为高风险医疗器械。一次性静脉输液针是一种经过特殊处理的钢针，针尖锋利，易于穿刺，患者感觉痛苦小。

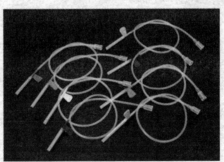

图7-1　各类型号头皮钢针

二、应用指征

（一）适用范围

静脉输注刺激性小的溶液或者药物；输液量少，输液治疗＜4h，且输液时间在3d以内的患者；头皮针也可用于单次抽血检验的患者。

（二）禁忌范围

静脉推注或者滴注持续刺激性药物、发疱剂药物、肠外营养液、pH＜5或者pH＞9的液体或药物，渗透压＞600mmol/L的液体。

三、护理操作及护理要点

（一）检查

要检查头皮钢针包装是否完整，是否在有效期内。

（二）身份

要对患者进行两种以上的身份识别。

（三）评估

穿刺前对患者的血管进行评估，并进行穿刺部位的选择，常规应首选前臂及手背静脉，再次穿刺点应位于上次穿刺点的近心端。穿刺部位要求避开关节部位。小儿一般选用手背及头皮静脉。颞头皮静脉常选用额正中静脉、颞浅静脉及耳后静脉等。必要时剔净毛发，以清晰暴露血管。穿刺时患儿取仰卧位或侧卧位，并妥善约束患儿。

（四）消毒

严格执行消毒规范，皮肤消毒范围直径不小于5cm。

（五）穿刺

消毒液待干后再进行穿刺，穿刺时头皮针与皮肤成角15°～30°斜行进针，见回血后再进入少许。对于患儿如未见回血，可用注射器轻轻抽吸以确定回血；穿刺时不要误入头皮动脉。一旦误入动脉，应立即拔针，按压穿刺点，防止发生血肿。穿刺中注意观察患儿的面色和一般情况，如有异常应及时处理。

（六）固定

要将针翼固定牢固，使头皮针不易脱出。

（七）穿刺

穿刺部位的肢体应保持稳定，勿用力牵动。患儿输液过程中常出现躁动，应给予适当约束，同时护士应加强巡视。

（八）观察

密切观察穿刺部位有无肿胀，针头有无移动、异位、脱出。

（九）其他

注意观察患者用药后反应。

四、并发症预防及处理

（一）药液渗出的预防与处理

1.药液渗出的预防

（1）合理选择穿刺部位，选择粗直、弹性好、易固定的血管，避开静脉瓣。

（2）掌握正确的进针角度，静脉穿刺后正确判断穿刺是否成功。

（3）将头皮钢针固定牢固，适当限制穿刺肢体的活动，减少脱出或移位。

（4）在输液期间加强巡视，及时了解穿刺部位情况及患者主诉。

（5）采用正确的拔针及按压穿刺部位的方法。

2.药液渗出的处理

（1）一旦出现渗出应立即停止输液，将头皮钢针拔出，更换穿刺部位。

（2）根据渗出的严重程度选择治疗方案，如给予33%的硫酸镁或如意金黄散湿敷。

（3）对于渗出的部位进行持续的观察和评估，包括肢体活动、感觉、肢端血液循环情况。

（4）发生渗出应按异常事件上报。

（二）静脉炎的预防与处理

1. 静脉炎的预防

（1）严格按照规定的头皮钢针穿刺输液时间执行。

（2）严格按照消毒规范的要求对穿刺部位皮肤进行消毒。

（3）根据药物的说明书调节输液速度。

2. 静脉炎的处理

（1）一旦发生静脉炎要拔出输液管路，采取相应的治疗措施。遵医嘱将治疗静脉炎的外用药膏涂抹在静脉炎部位，也可采用电子消炎止痛膜等。

（2）被评为2级或更高级别的静脉炎必须作为异常事件上报。

（三）针头堵塞的预防与处理

1. 针头堵塞的预防

（1）针头固定方法要正确、稳妥。

（2）注意观察静脉输液滴速，滴速减慢或不滴时应及时查找原因并处理，如排气管反折、头皮钢针针头斜面紧贴血管壁、输液侧肢体受压等。

2. 针头堵塞的处理

一旦发生堵塞应拔除输液管路，更换穿刺部位。

五、健康教育

（1）应该向患者及家属告知治疗的目的及并发症，药物作用及不良反应等。

（2）穿刺部位肢体应当保持稳定，适当限制活动，不要用力牵拉。

（3）出现穿刺部位肿胀、疼痛、液体滴速不正常（变快或变慢）及液体不滴时应及时告知护士。

第二节　外周静脉短导管（留置针）输液技术

一、定义

静脉留置针又称静脉套管针（如图7-2所示）。核心的组成部件是可以留置在血管内的柔软的导管或套管，以及不锈钢的穿刺引导针芯。使用时将导管和针芯一起穿刺入血管内，当导管全部进入血管后，回撤出针芯，仅将柔软的导管留置在血管内从而进行输液治疗。静脉留置针分为开放式和密闭式，开放式分为普通型和安全型（防针刺伤型），密闭式也分为普通型和安全型（防针刺伤型）。

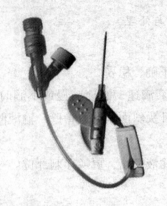

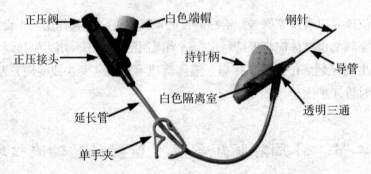

图7-2　各类型号静脉留置针(开放式和密闭式)

二、应用指征

(一)适应证

适用于连续静脉输液超过4h以上的老人、小孩及躁动不安的患者，以及输全血或者血液制品的患者。

(二)禁忌证

持续输注刺激性药物、发疱性药物、肠外营养液。PH<5或>9的液体或药物以及渗透压>600mmol/L的液体，不宜使用外周静脉输注；成人尤其是老年患者下肢静脉不宜使用，有发生血栓和血栓性静脉炎的危险。

三、护理操作及护理要点

(一)血管的选择

一般应选择粗直、易见、血流量丰富、不易滑动、无静脉瓣、柔软而富有弹性且较直的静脉。成人可选择上肢的背面和桡侧面的静脉，新生儿和儿童可选择额正中静脉、颞浅静脉、耳后静脉等。

（二）穿刺部位的选择

（1）选择穿刺部位时，首先要对既往静脉穿刺以及静脉损伤的情况进行评估，其次应避开静脉瓣及肢体关节。

（2）应常规首选上肢远端部位，再次选择应位于前次穿刺点的近心端。

（3）不宜选择的穿刺部位：

①关节部位；

②弹性差的静脉；

③已有渗漏、静脉炎、感染及血肿发生的部位；

④静脉曲张的部位；

⑤手术同侧肢体及患侧肢体；

⑥反复穿刺的部位；

⑦应尽量避免在下肢进行穿刺（由于有发生血栓和血栓性静脉炎的风险，下肢静脉不应作为成年人选择血管的常规部位）。

（三）外周静脉短导管（留置针）的选择

（1）原则上在满足输液治疗需要的情况下，尽量选择型号小的短导管。临床实践证明细而短的24G型静脉留置针进入血管后漂浮在血管中，可减少对血管内皮的机械摩擦，降低机械性损伤和血栓性静脉炎的发生，从而延长留置时间。静脉留置针型号的选择见表7-1。

表7-1　静脉留置针型号的选择

国际型号	流　速	临床用途
18G	76ml/min	大剂量输液、常规手术、输血
20G	50ml/min	常规手术、输血、常规成人输液
22G	33ml/min	常规成人或小儿输液、小而脆的静脉
24G	22ml/min	小儿输液、小而脆的静脉

（2）应考虑患者的年龄、静脉局部条件、输液的目的和种类、治疗时间和患者的活动需要。

（四）穿刺部位消毒

（1）消毒范围：以穿刺点为中心，不小于8cm×8cm。

（2）消毒剂：碘酊和乙醇、复合碘制剂。

（3）消毒方法：以穿刺点为中心由内向外、螺旋式不间断式消毒。

（五）操作注意事项

（1）穿刺前应对血管进行评估，了解静脉走向，避免在关节部位、已变硬或曲张静脉部位，曾有渗漏、静脉炎、感染及血肿发生以及手术同侧肢体和患侧肢体等部位穿刺。

（2）做好解释工作，以取得患者配合。

（3）穿刺时针头与皮肤成角15°～30°角直刺血管，穿刺速度稍慢，注意观察回血。

（4）见回血后再进入少许，以保证外套管也在静脉内。

（5）松开止血带，以左手环指或小指按压导管尖端处静脉防止溢血，撤出针芯，连接肝素帽。

（6）用透明敷料固定静脉留置针座，肝素帽要留在透明敷料外，延长管U形固定，有利于减少回血，防止导管堵塞。

（7）成功穿刺后用无菌透明膜妥善固定，但不宜过紧，以免引起患者不适。

（8）在透明膜上注明置管时间及操作者姓名。

（六）穿刺部位的护理

（1）严格无菌技术操作。

（2）保持穿刺点无菌，以透明敷料覆盖，保持敷料清洁干燥，黏性丧失或被污染时及时更换；纱布敷料（特殊病人使用）应每24h更换1次。

（3）更换敷料时，脱出的导管不应被重新置入静脉。

（4）严密观察穿刺部位，如发现穿刺部位出现红、肿、热、痛或沿走向出现条索状发红，提示有静脉炎发生，应拔除留置针，进行相应处理。

（5）输入刺激性药物前后需用生理盐水冲管，避免刺激局部血管。

（6）输液完毕后正压封管并且用"小夹子"夹闭延长管，确保正压效果，以免堵管或有血栓形成。

（7）更换穿刺部位时应选择对侧手臂或不同的静脉。

（8）在输液过程中注意保护输液侧的肢体，尽量避免肢体下垂，以免造成回血堵塞导管。

（9）如果发生导管堵塞，应拔管重新穿刺，切忌用力推注，以免将管内的血凝块推进血管内引起栓塞。

（10）每次输液前、后检查穿刺部位，询问患者有无不适，发现异常及时处理。

（11）静脉留置时间为6d内。

四、并发症预防及处理

（一）液体外渗

表现为局部皮肤发白、发凉、皮肤紧绷、水肿。

（1）应选择粗直、血流丰富、无静脉瓣的血管。

（2）用无菌透明敷料妥善固定导管。

（3）嘱患者避免留置针侧的肢体过度活动，勿使肢体受压，必要时可适当约束肢体，同时注意穿刺部位上方衣服勿过紧。

（4）加强对穿刺部位的观察及护理，经常询问患者有无不适。

（5）疑有药物渗出或已发生渗出，应立即停止输液并拔针，抬高患肢，以利静脉回流，减轻肿胀与疼痛。

（6）采用正确的拔针、按压方法。

（二）导管堵塞

表现为输液不滴或滴速过慢，冲管有阻力或无法冲管，不能抽吸回血。

（1）注意观察静脉输液滴速，滴速减慢或不滴时应及时查找原因并处理，如通气管反折，针头斜面紧贴血管壁，输液侧肢体受压等。

（2）静脉输入胃肠外营养液后应彻底冲洗管道，多种药物输注时，两种药物之间一定要用生理盐水充分冲管。

（3）采用正压封管的手法，并且夹闭延长管，确保正压效果。

（4）正确使用封管液的浓度及掌握封管液的维持时间，有条件者可使用无针密闭输液接头。

（5）注意输液时尽量避免肢体的下垂姿势，以免由于重力作用造成回血堵塞穿刺管。

（三）静脉炎

表现为输液部位发红，伴有或不伴有疼痛，局部肿胀，沿穿刺静脉走向出现红、热、痛、水肿或条索状改变，有明显的束缚感。一般分为机械性静脉炎、化学性静脉炎、细菌性静脉炎和血栓性静脉炎。静脉炎发生后即停止输液并拔针，嘱患者抬高患肢，根据静脉炎的分级不同进行相应的处理。

五、健康教育

（1）告知患者及家属治疗目的及并发症，药物的作用及不良反应等。

（2）不得随意调整滴速。

（3）输液期间远端肢体抬高，以促进静脉回流。

（4）保持留置针局部的清洁和干燥。

（5）避免局部受压，留置针侧的肢体不可用力过度，避免回血。避免在留置针侧的肢体测量血压及扎止血带。

（6）不能随意打开延长管的开关或肝素帽接头。

（7）鼓励患者说出输液期间和留置针留置期间的不适。

第三节　中心静脉导管置管术

一、定义

中心静脉置管（CVC）是经过皮肤直接自颈内静脉、锁骨下静脉和股静脉等进行穿刺，沿血管走向插管，使导管尖端到达中心静脉（上、下腔静脉）的方法。该导管可满足患者治疗几天至几周。CVC置管应用的静脉主要为右锁骨下静脉、右颈内静脉。各型号CVC（单双腔）如图7-3所示。

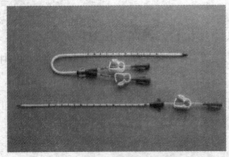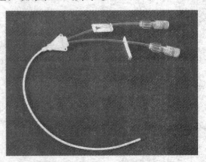

图7-3　各型号CVC

二、应用指征

（一）适应证

（1）危重及大手术患者。

（2）严重休克需快速补液患者。

（3）肿瘤晚期的危重患者。

（4）全胃肠外营养患者。

（5）外周静脉穿刺困难但需长期输注高渗性、刺激性或者腐蚀性液体的患者。

（6）监测中心静脉压的患者。

（7）进行心导管检查、安装心脏起搏器以及需要插入漂浮导管进行血流动力学监测的患者。

（8）双侧颈部手术患者、上躯干创伤患者、上腔静脉阻塞综合征（可在股静脉穿刺）。

（二）禁忌证

（1）穿刺部位局部皮肤有破损或感染患者。

（2）皮肤烧伤或者有包块患者。

（3）有出血倾向或凝血功能障碍的患者。

（4）烦躁不安、不配合的患者。

（5）严重的心肺疾患者。

三、护理操作及护理要点

（一）血管的选择原则

血管选择顺序为右锁骨下静脉→右颈内静脉→左锁骨下静脉→左颈内静脉，锁骨下静脉置管可发生较严重的并发症，如血胸、气胸等。

（二）评估

治疗方案、输液时间、用药目的、患者的年龄、病情、意识及配合程度、局部皮肤情况、输液的药物性质，询问曾经药物史、过敏史、手术史、不良反应史。

（三）穿刺部位消毒

1. 建立无菌区

穿刺者洗手，戴手套。

2. 消毒

（1）75%酒精＋碘伏消毒液消毒穿刺侧皮肤各3次。

（2）消毒范围：＞20cm×20cm。

（3）消毒方法：以穿刺点为中心，由内向外，先顺时针消毒；再逆时针消毒；后顺时针摩擦消毒，每次消毒至少30s。

（四）操作注意事项

（1）准确掌握穿刺点、进针方向与进针角度，锁骨上、下静脉与颈内静脉穿刺时若穿刺点进针方向与角度掌握不当，可导致穿刺失败、气胸、误伤动脉、损伤神经等并发症。

（2）注射器与穿刺针管腔应充满液体，置入导管后先回抽血液，防止空气进入血管。

（3）操作时动作轻柔，防止颈动脉压力感受器受压而致心搏停跳。

（4）严格掌握置入导管长度，若导管置入过深进入心房，可致心律失常，导管置入过浅未达上腔静脉，输入高渗液体或刺激性液体可致静脉炎。

（5）加强固定，以防滑出。

（6）导管维护时消毒应以穿刺点为中心向外消毒，范围应该大于10cm×10cm，尽量大于一次性敷贴的面积，待消毒剂完全干后才可以粘贴敷贴，标明日期、时间、操作者姓名。

（五）应用与维护

（1）严密观察患者的体温、呼吸、心率、血压等情况。

（2）导管维护时注意观察穿刺点是否红、肿、热、痛，是否有渗出液，严格执行无菌操作。穿刺点有炎症反应要及时处理，发生导管相关性血流感染时，应及时进行血培养并拔管。

（3）使用过程中应严格遵循静脉导管冲、封管原则。每次输液前要抽回血、见回血再用生理盐水10ml脉冲式冲管，评估导管功能，密切关注输液的滴速。输液结束后，要用生理盐水脉冲式冲管，肝素稀释液正压封管。

（4）导管破损时可造成液体自导管破损处或穿刺点渗漏。如发现上诉情况，在确定无导管相关感染的情况下可用导丝进行原位更换导管。

（5）穿刺部位皮肤应常规消毒，以穿刺点为中心向外消毒，范围应该大于10cm×10cm，75%酒精+碘伏消毒各3次。

（6）更换敷贴前先对穿刺点进行评估，检查是否有触痛及感染征象，撕敷贴时，注意顺着穿刺方向，切勿沿导管反向撕除，以免导管移位。更换敷贴时，避免对穿刺部位触摸，以防污染。透明敷贴至少5～7d更换1次，无菌纱布常规24h更换1次，有污染或潮湿时立即更换。

（7）每次输液前应消毒肝素帽或导管接口处。肝素帽的消毒建议使用一次性单包装的酒精棉片，包裹肝素帽旋转摩擦15s。

（8）肝素帽每7d更换1次，若肝素帽内有回血或怀疑被污染时应立即更换。

四、并发症的预防及处理

（一）堵管

（1）过于黏稠的液体如脂肪乳剂等，应用生理盐水冲管。

（2）发生血凝性堵管时，严禁用力推注，防止血栓意外。应用生理盐水回抽血块，将其弃去，再用含肝素钠的液体冲导管，如无法再通应立即拔管。

（3）如患者处于高凝状态，则应给予相应的对症治疗。

（二）滑脱

（1）立即通知医生拔除中心静脉导管。

（2）用无菌纱布按压穿刺点。

（三）渗血

（1）渗血严重者使用纱布敷料。

（2）纱布敷料必须每24h更换1次，如有渗血污染应立即更换。

（3）有凝血功能障碍的患者要给予对症治疗。

（四）导管相关性感染

（1）立即拔除CVC。

（2）遵医嘱应用抗生素。

（3）拔除导管做细菌培养，指导临床用药。

五、健康教育

(1) 导管放置期间应避免淋浴，以防水渗入敷料引起感染。

(2) 患者翻身移动时，注意保护，以防导管滑出。

(3) 穿刺点有疼痛、发痒等不适时，应及时与医护人员沟通。

(4) 不可随意调节滴速。

第四节　经外周静脉置入中心
静脉导管技术

一、定义

经上肢的贵要静脉、头静脉、肘正中静脉，下肢的隐静脉（新生儿）等外周静脉穿刺置管，导管尖端位于上腔静脉下1/3处或上腔静脉和右心房连接处的中心静脉导管。PICC具有以下特点：避免颈部和胸部穿刺引起的严重并发症，如气胸、血胸；减少频繁静脉穿刺的痛苦；保护外周静脉，可在患者床旁插管；保留时间长，可留置1年；感染发生率较CVC低，＜3%；适合医院、社区医疗、家庭病床及慢性病需长期输液者。各型号PICC如图7-4所示。

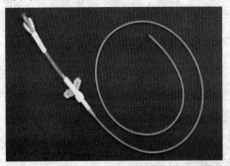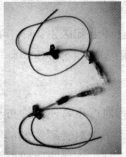

图7-4　各型号PICC

二、应用指征

(一) 适应证

(1) 有缺乏血管通道倾向的患者。

(2) 需长期静脉输液、反复输血或血制品的患者。

（3）输注刺激性药物，如化学治疗药物或某些抗生素药物等。

（4）输注高渗性或黏稠性液体，如胃肠外营养液、脂肪乳等。

（5）其他，如家庭病床患者等。

（二）禁忌证

（1）缺乏外周静脉通道（无合适穿刺血管）。

（2）穿刺部位有感染或损伤。

（3）插管途径有放疗史、血栓形成史、外伤史、血管外科手术史。

（4）接受乳腺癌根治术和腋下淋巴结清扫的术后患侧。

（5）上腔静脉压迫综合征。

三、护理操作及护理要点

（一）血管的选择

静脉血管直径及血流量比较见表7-2。

表7-2 静脉血管直径及血流量比较

静脉名称	血管直径/mm	血流量/ml·min^{-1}
头静脉	6	40
贵要静脉	8	95
腋静脉	16	333
锁骨下静脉	19	800
无名静脉	19	800
上腔静脉	20～30	2000～2500

以下操作应避开的肢体：

（1）开放性外伤或有感染灶的肢体。

（2）乳房切除术和/或腋窝淋巴结清扫，乳癌放疗区域的肢体。

（3）起搏器同侧肢体。

（二）穿刺静脉的选择

1. 首选静脉

通常首选静脉为贵要静脉，贵要静脉的管径粗，解剖结构直，位置较深。

2. 次选静脉

通常次选静脉为肘正中静脉。

3. 末选静脉

通常末选静脉为头静脉，头静脉表浅，暴露良好，管径细，有分支，静脉瓣相对较多。

（三）穿刺点选择

一般在肘下两横指处进针最佳。

（四）导管的选择

导管规格及流速见表7-3。

表7-3 导管规格及流速

规格/Fr	流速/ml·h^{-1}
1.9	35
3.0	150～275
4.0	300～500
5.0	600～1000
5.0双腔	200～300

1. 导管型号选择

成人通常选择4Fr，儿童通常选择3Fr，婴儿通常选择1.9Fr。

2. 导管种类选择

一般可选择尖端开口式PICC、侧孔式PICC。

（五）测量导管长度

（1）患者平卧，手臂外展与躯干为90°角。

（2）测量自穿刺点起至右胸锁关节，然后向下至第3肋间止。

（3）测量长度：头静脉要长于贵要静脉，左臂应长于右臂。

（六）穿刺部位消毒

1. 消毒范围

以穿刺点为中心，上下直径20cm，两侧至臂缘。

2. 消毒剂及消毒方法

（1）乙醇和碘伏：先用乙醇清洁脱脂，再用碘伏消毒。

（2）碘酒和乙醇：先用碘酒消毒，再用乙醇脱碘。

（3）氯己定：上下摩擦消毒30s。

（七）操作注意事项

（1）了解静脉走向，避免在瘢痕及静脉瓣处穿刺。

（2）做好解释工作，确保穿刺时静脉的最佳状态。

（3）进针角度为20°～30°，见回血后降低角度进针0.5cm，再送套管鞘。

（4）送套管鞘后嘱患者松拳，松止血带，操作者以中指按压套管鞘尖端后再退出针芯。

（5）送管将至颈部时嘱患者扭转头部，正确方法为患者面部转向术肢方向，下颌尽量向下压，阻止导管进入颈静脉。

（6）固定方法要点：

①使用8cm×12cm以上的无菌透明敷料进行固定；

②严格无菌操作，手不可触及无菌透明敷料覆盖区域内的皮肤；

③消毒液待干后方可贴无菌透明敷料，切忌扇干、吹干；

④将体外导管放置呈S形弯曲固定，以降低导管拉力，避免导管在体内外移动；

⑤贴无菌透明敷料时，先沿导管捏压无菌透明敷料，使导管与无菌透明敷料伏贴，再将整片敷料压牢；

⑥注明贴无菌透明敷料的日期和时间。

（7）置管完毕，通过X线片确定导管尖端位置。

（八）维护内容及时间

1. 内容
更换接头、冲洗导管、更换敷料。

2. 时间
正常情况下每7d维护1次。

3. 注意
每3～7d更换1次无菌透明敷料。以下情况应缩短敷料更换间隔时间：出汗；穿刺处局部皮肤感染；油性皮肤；敷料松脱、污染、破损。必要时随时更换。

（九）维护注意事项

1. 冲、封管

（1）禁止使用小于10ml的注射器给予脉冲式正压封管。小于10ml的注射器可产生较大的压力，如遇导管阻塞可致导管破裂。

（2）必须用脉冲式冲管法进行冲管，以防止药液残留管壁。

（3）必须采用正压式封管法封管，以防止血液返流进入导管。

（4）冲、封管应遵循SASH原则：S——生理盐水；A——药物注射；S——生理盐水；H——肝素盐水。

（5）用生理盐水冲管。

（6）用10～100U/ml肝素稀释液封管。输注与肝素不相容的药物或液体前后均应先用生理盐水冲洗，再用肝素盐水封管。

（7）封管液量：应两倍于导管+辅助延长管容积。

2. 更换肝素帽

（1）肝素帽每周更换1次或2次，最多不超过7d。如输注血液或胃肠外营养液，需24h更换1次。

（2）如果肝素帽内有血液残留，或完整性受损，或从输液装置取下后，均应更换新的肝素帽。

3. 更换敷料

（1）更换敷料时，自下而上去除敷料，切忌将导管带出体外。同时应注明更换敷料的时间及姓名。

（2）纱布用于无菌透明敷料下的敷料形式，应每24h更换敷料。

4. 其他注意事项

（1）严格无菌操作，不要用手触及无菌透明敷料覆盖区域内的皮肤。

（2）将体外导管放置呈S形弯曲，以降低导管张力，避免导管在体内外移动。

（3）体外导管应完全覆盖于无菌透明敷料下，以避免发生感染。

（4）不能将PICC通路用于高压注射泵推注造影剂。

（5）用乙醇棉签消毒时应避开穿刺点，以免引起化学性静脉炎。

四、并发症

（1）置管失败，局部出血，周围大动脉的损伤或淋巴管的损伤，局部神经损伤，血胸、气胸，脏器损伤。

（2）导管异位，导管堵塞，导管脱出，导管折断，局部感染，静脉血栓形成，意想不到的其他并发症。

五、健康教育

（1）教育患者应该认真阅读《PICC维护手册》，了解PICC相关知识。告知患者如有疑问，可咨询专业护士。

（2）如果置管后穿刺点处有少量出血，嘱患者不要紧张，可以局部按压止血，冰袋冷敷止血。置管后24h首次更换敷料。

（3）第1个24h内置管侧肢体可有适当的伸展活动，嘱患者经常做握拳松拳动作，以促进血液回流，不影响以后的正常肢体活动。但应避免反复屈肘活动牵拉导管而出现静脉炎。

（4）置管侧手臂不能进行剧烈活动，不能提重物（不超过2kg）、干重活，但可以进行轻微的家务劳动。

（5）洗澡时可以先用保鲜膜包裹PICC置管穿刺部位，防止渗水。

（6）不可私用剪刀或者其他锐利物在PICC外露部位做任何修剪动作，以防剪破或剪断导管。

（7）衣服袖口不易过紧，应选择宽大袖口，或者改良衣袖（安装拉链），以弹力网套（或者丝袜筒）套在胳膊上加以保护。

（8）学会自我观察穿刺点周围皮肤有无发红、肿胀、疼痛，有无分泌物渗出等异常情况；观察导管有无脱出或进入体内，外露导管在手臂弯曲时有无反折，导管有无破损。如发现异常情况，应立即请专科护士处理。

（9）带管患者出院，至少每周一次到PICC专科门诊进行导管维护。如果出现敷料潮湿、卷边、皮肤过敏等应及时更换。

第五节 输液港置管技术

一、定义

输液港置管技术又称植入式中央静脉导管系统，简称输液港（如图7-5所示），是一种完全可以植入体内的闭合静脉系统，主要由供穿刺的注射座和静脉导管两部分组成。在需要输液时，使用无损针经皮穿刺插入植入皮下的港体，将药物直接输送至中心静脉。一般可用于长期输注高浓度化疗药物、完全肠外营养液、血制品以及血样的采集。此操作步骤少，损伤性小，维护少，患者活动的自由度优于外周静脉导管，被认为是肿瘤患者静脉输液、化疗的永久性通道。

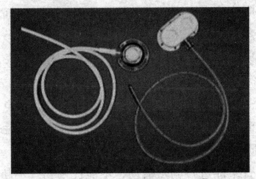

图7-5 输液港

二、应用指征

（一）适应证

（1）需要长期静脉输液、反复输血或血制品的患者。

（2）需要输注化疗药的肿瘤患者。

（3）输注高渗性或黏稠性液体，如胃肠外营养液、脂肪乳等。

（4）外周静脉穿刺困难者。

（二）禁忌证

（1）局部皮肤有破溃感染。

（2）确诊或疑似全身有菌血症或脓毒血症。

（3）手术区域有肿瘤。

（4）有出血倾向或者有高凝状态者慎用。

（5）对静脉输液港材质过敏者。

（6）预期插入部位有放疗史、血管外科手术史。

（7）有上腔静脉压迫综合征。

（8）有严重心肺疾病者。

（9）患者体质、体型不适宜植入输液港。

三、护理操作及护理要点

（一）穿刺前护理

术前向患者解释清楚操作的基本步骤，以消除患者的紧张心理，解除思想负担，以最佳状态配合。做好穿刺点的清洁。

（二）穿刺护理

常规洗手，核对，检查穿刺部位皮肤有无红肿、压痛、皮疹、渗出。检查完毕用速干手消毒剂洗手，戴无菌手套，严格遵守无菌技术操作。用10～20ml注射器抽取0.9%生理盐水10～20ml，连接输液港针头，排净管内空气。消毒皮肤，碘伏棉签以静脉港港体为中心，由里向外螺旋状消毒皮肤，面积大于10cm×12cm，共3次。干燥后，戴无菌手套，铺洞巾，以左手拇指、食指、中指固定静脉输液港港体，不要过度绷紧皮肤。右手持无损伤针（一种与输液港配套的注射针，其针尖为特殊设计的面，不易损伤输液港的硅胶穿刺膜，使注射座的穿刺次数达到2000～3000次）垂直进针，针头穿过皮肤、脂肪层，当刺入穿刺隔时有滞针感，继续进针，当穿透穿刺隔时有落空感，再缓慢向下刺入至底部，有抵触感时再稍稍向上回退0.1～0.2cm后回抽血液以确认针头位于输液港储液槽内，为了不损伤静脉输液港，不要随便移动针头。抽回血，以确定针头位置。使用透明膜覆盖穿刺处。无损伤针常规情况下1～2周更换1次。

（三）采血护理

需要抽血化验时，用75%酒精棉签擦拭试管接口处15s，连接10ml注射器，抽取回血，并丢弃所抽回血2～3ml（小于1岁者为1ml），需血培养者不丢弃所抽回血，根据医嘱抽取所需血量存放于试管中。用0.9%生理盐水20ml进行脉冲式冲管，用50～100U/ml肝素稀释液5ml正压封管。

（四）输液护理

输液前用0.9%生理盐水10～20ml冲管，输液压力不高于25kPa，输注多种不相容药物时，中间必须用0.9%生理盐水10～20ml脉冲式冲管后输入下一种药物，以免因配伍禁忌而导致药物沉积甚至堵塞导管。应用化疗药物，推药时要边推边抽回血，以防药液渗漏，导致邻近组织损伤。

常规输液后，可以使用0.9%生理盐水10ml冲管；输血、胃肠外营养后用0.9%生理盐水20ml冲管。

冲管采用脉冲式方法，使生理盐水溶液产生湍流，冲刷附于导管壁上的血液或药物，避免出现血液凝固或药物沉积致堵管。输液过程中要密切观察注射部位有无渗液现象。

（五）冲、封管护理

为了保证静脉输液港通畅，每次治疗结束前都应该冲洗导管。抽取0.9%生理盐水10～20ml以脉冲法进行缓慢推注，推注完毕用50～100U/ml肝素稀释液5ml正压封管（小于2岁者为3ml），每日每公斤体重不能大于40U，如24h内封管1次，肝素浓度为50～100U/ml，冲洗完毕夹管，并更换肝素帽，固定穿刺部位。长时间不用静脉输液港时，每4周用0.9%生理盐水10～20ml冲管，50～100U/ml肝素稀释液正压封管。

（六）敷料更换

为了保证输液港不受感染，除了要无菌操作外还要定时更换敷料。备好用物后清洁双手，核对。戴清洁手套，用0.9%生理盐水棉签边擦拭边取下覆盖的敷料，取下后观察局部皮肤有无红肿热痛以及过敏性炎性反应，必要时做细菌培养。脱去手套，再次用速干手消毒剂清洁双手，以港体为中心，碘伏棉签由内向外螺旋擦拭，面积10cm×12cm，并用酒精擦拭静脉导管及延长管。戴无菌手套，用无菌薄膜固定针头，以低于插针部位角度换接肝素帽，环形固定延长管，记录更换时间。正常情况下7d换1次，脱落或渗血时应及时更换。

（七）拔针护理

拔针护理前清洁双手，核对。以敷料更换相同的方法取下贴膜，对穿刺部位消毒。用无菌纱布压迫穿刺部位，嘱患者深呼吸，在屏气时快速拔出针头，并用纱布压迫止血约15min。拔针后仔细检查针头是否完整，并注意观察生命体征。最后用碘伏棉签消毒拔针部位，用无菌输液贴覆盖24h。

四、并发症的预防及处理

（1）在使用输液港的过程中要严密观察并发症的发生，如气栓、出血、臂丛神经损伤、心律失常、感染、血胸、气胸、纤维蛋白鞘形成、不适置入性设备、置管及埋港部位发生感染、坏疽或皮肤瘢痕、自发的导管异位或者脱出、胸导管损伤、血栓栓塞等。

（2）锁骨下静脉穿刺时，针头有可能穿破胸膜腔发生气胸，患者出现呼吸困难、面色发绀、烦躁不安等表现，轻者不要做特殊处理，重者要行胸腔闭式引流抽气减压，必要时行修补术。

（3）使用输液港过程中，因术中连接不妥或者患者剧烈运动可能导致导管脱落，要输注药物之前采取各种办法仍抽不到回血，可拍摄胸部X线片确认导管是否与注射座脱开。发生导管移位或者脱出，要行手术将导管与注射座重新连接。

五、健康教育

（1）告知患者及家属，国外已有二十多年的应用植入输液港技术的经验，是长期静脉输液治疗的可靠静脉通道，留置时间为19年，可提高患者的生活质量。

（2）向患者家属详细介绍植入输液港技术的相关知识、并发症、优点、费用等。

（3）出院时填写好输液港维护单交给患者家属。教会患者家属观察局部异常情况的方法，发现异常情况，及时到医院处理。未经过专业培训的医务人员不可使用该输液港。

（4）治疗间歇只需每月到医院冲、封管1次。

（5）向家属详细介绍在输液港应用过程中不影响活动及沐浴，导管植入体内不限日常生活，但应避免剧烈运动，防止注射座扭转，特别是植入输液港侧的肢体，不要大幅度抬高，防止牵拉过度使导管与注射座断开。

（6）告知患者输液港注射座应避免压迫、碰撞，不要过度使用植有输液港侧的上肢。

参考文献

［1］罗艳丽.静脉输液治疗手册［M］.2版.北京：科学出版社，2015.

［2］吴玉芬，彭文涛，罗斌.静脉输液实用手册［M］.北京：人民卫生出版社，2011.

［3］卢苇，陈丽丽.静脉输液专科护士实践手册［M］.北京：化学工业出版社，2013.

第八章 经外周置入中心静脉导管的护理

第一节 PICC置管中疑难问题的处理

一、导管送入困难

（一）原因

（1）血管内静脉瓣多。

（2）血管内有静脉夹角。

（3）送管速度过快，导致静脉壁痉挛。

（4）血液高凝状态。

（二）预防

（1）选择合适的静脉，首选贵要静脉，其次肘正中静脉，最后选择头静脉。

（2）选择合适的导管。

（3）做好置管前宣教，安慰病人，以免病人过度精神紧张。

（三）处理

（1）导管的前端遇到静脉瓣，退出部分导管再送管，如仍送管不畅，在导管末端接上液体，缓慢送管。

（2）导管尖端遇静脉夹角，将病人上肢与躯干呈90°角，退出导管2～5cm，再送管。

（3）血管痉挛应暂停操作，按摩上肢，并用热水袋热敷。

（4）血液高凝状态穿刺成功后，先推注肝素钠盐水，再导入导管，如仍送管不畅，再推注肝素钠盐水同时送管，送管过程中要回抽检查有无回血。

二、导管置入过深

（一）原因

（1）测量导管长度时，定位不准。

（2）导管在裁剪时与测量值有误差。

（3）常规测量法也可能导致置管过深。

（二）测量置管长度的方法

（1）常规法：从穿刺点至右胸锁关节，再沿胸骨右缘垂直向下至第三肋间。

（2）一字法：从穿刺点至对侧胸锁关节的长度。

（3）改良法：在一字法基础上加1～2cm。

（三）处理

若出现胸闷、心悸等症状时，通常应退出置入过长的部分导管，再固定导管。

三、穿刺失败

（一）原因

（1）穿刺鞘未进入血管。

（2）血管硬化或血管过细。

（3）进针过深。

（二）预防及对策

（1）穿刺见有回血后要将穿刺鞘送入，确保穿刺鞘在血管内。

（2）避免选用硬化的血管，血管细的患者选用管径小的导管。

（3）进针角度为15°～20°，见回血后及时调整穿刺针角度，再送入穿刺针及穿刺鞘。

（4）导管置入后，需经X线确认导管尖端所处位置。

四、导管异位

（一）原因

导管异位是PICC置管的常见问题。国外文献报道，导管异位发生率为

4%～38%，常见部位是同侧颈内静脉、奇静脉、胸廓内静脉、胸外侧静脉、右心房或右心室。国内文献报道，导管异位发生率为3.7%～6.7%，导管异位不仅影响了导管的正常留置和临床使用，而且还可能发生一些特殊危险，如椎体旁积液、心房颤动等。导管异位的原因尚不明确，但可能与胸腔积液、上腔静脉高压、肢体频繁活动、不当活动方式、剧烈咳嗽、体位不当等有关。

（二）预防

（1）由取得资质的护士进行PICC置管，置管前宣教并签署知情同意书。患者取平卧位，穿刺侧肢体外展90°，测量导管长度、臂围，按无菌操作原则消毒、穿刺，见回血后撤针芯，嘱患者头偏向穿刺侧，下颌向下紧贴肩膀，防止导管异位至颈内静脉，缓慢送入导管至测量长度，拍片定位，确定导管尖端位于上腔静脉。发生导管异位及时查找原因，寻找对策。

（2）护理人员根据患者及家属的文化程度、对PICC的接受程度，实施不同的健康教育方式及宣教内容，并制定规范可行的宣教程序，以此提高患者的依从性，使患者重视并掌握PICC的自身维护方法。

（3）PICC尖端最佳位置位于上腔静脉中下1/3处，此处血流速度快，约2000ml/min。如果导管置入过长，导管尖端就会异位于右心房甚至右心室，从而引发心律失常等并发症。如果导管置入过短，导管尖端就不能位于上腔静脉，输注化疗药物易引发静脉炎及局部组织坏死等并发症，同时也失去了留置PICC的意义。所以置管前准确测量置管长度非常重要。传统置管长度测量方法为：自穿刺点至右胸锁关节，然后向下至第二肋间，但这种方法仅适用于体格发育正常的人。对于体格发育异常，尤其是老年人或长期卧床的患者，靠这种传统方法测量出的数值经常不准确，易出现导管异位。经查阅大量资料并结合临床实践发现，自穿刺点至右侧胸锁关节，然后再加3cm即为导管的最佳长度。

（三）处理

1. 导管异位的处理

PICC颈内异位的原因排除肿块压迫、上腔静脉压力增高、局部解剖变异等因素外，往往由于患者体位不当或不能有效曲颈引起，重新送管是临床最常用的复位方法。

2. 再送管方法

首先撤出导管至15cm处，配合护士按常规法确认颈内静脉位置，即胸锁乳突肌二头与锁骨上缘的小三角内，并用手掌内侧面用力向颈侧内下方压迫（压迫时间不宜过长），与此同时操作护士边冲边送管至所需长度。

五、PICC异位至奇静脉的识别与处理

正常PICC的路径是：上肢浅静脉→腋静脉→锁骨下静脉→头臂静脉→上腔静脉。由于上腔静脉臂上存在奇静脉开口，当奇静脉的开口与头臂静脉汇入上腔静脉的角度合适时，PICC就有可能误入奇静脉。如果导管误入奇静脉没有及时识别，长期输液就会并发堵管、血栓形成和化疗药物外渗，从而造成局部组织化学性损伤的风险，甚至危及生命。目前临床上置管后常规拍摄胸部正位片，导管异位至奇静脉较难识别，存在置管风险，掌握PICC异位至奇静脉的识别方法及处理对降低置管风险有重要意义。

（一）识别方法

1. 胸部X线摄片影像识别

（1）胸部正侧位片的影像对比：胸部X线定位法被称为PICC定位的"金标准"，通过放射显影，可以看到PICC在体内的走行和导管头端的位置，准确无误地判断导管是否异位，三向式瓣膜的导管末端更有特殊显影标记。目前临床常规采用胸部正位片。奇静脉起自右腰升静脉，沿胸椎体右侧上升至第四胸椎体高度，向前勾绕右肺根上方，注入即将进入心包腔的上腔静脉。导管异位至奇静脉在胸部正位片上可显示头端增粗、折角或钩状，少数患者无特异性变化。在胸部侧位片上可见导管于第四胸椎水平向后奇静脉方向行进。因正位片不能完全确定导管是否异位至奇静脉及进入奇静脉的深度，故需增加胸部侧位片对照。

（2）使用阅片工具直线测量：临床上有些危重患者不能站立拍片或拒绝多次拍片难以沟通的患者，可使用胸片阅读中的标注测量工具将导管从穿刺点至头端进行测量，相加后算出总长度，再与实际置入长度比较，两者是否一致。如相差数值较大，结合胸部正位片上显示的导管头端位置及抽回血不畅可以判断出导管误入奇静脉。

2. 送管过程异常的判断分析

导管异位有时会在送管时遇到阻力，在外测量精确的前提下，结合已送入导管长度来判断导管头端到达的血管解剖位置。当导管送入10～15cm有阻力时，通常考虑血管痉挛或瓣膜阻挡；当导管送至25～35cm有阻力且抽回血不畅或导管内自主回血时，考虑导管异位至腋静脉；当导管送至剩余5～10cm有阻

力时则考虑异位至颈内静脉或静脉分支（包括奇静脉、胸廓内静脉、胸外侧静脉等），异位至颈内静脉可借助超声仪排除。正常人奇静脉CT测量血管直径为6～10mm，奇静脉弓部最粗可达12mm，常用的PICC是4Fr（外径1.34mm）。若奇静脉汇入上腔静脉处于上腔静脉形成的角度小，血管直径粗，导管送入奇静脉顺利，也可抽出回血；反之，导管进入奇静脉的角度大或血管直径细，操作者会感觉到有明显的阻力感，此时操作不当或强行送管，少数患者会有胸痛或胸部不适的症状。

（二）处理方法

PICC异位后的复位方法主要有三种：自动复位、手法复位和重新送管。奇静脉汇入上腔静脉的口径小，与上腔静脉近乎呈直角，采用前两种方法较难复位，因此一旦确认异位至奇静脉要重新送管。

（三）调整方法

患者取卧位或坐位（建议采取与第一次送管时不同的体位），重新建立无菌区，将PICC拉出15～20cm协助患者置管侧手臂与身体成直角或者上举与颈部角度小于30°，根据病情及患者舒适度可以转头或不转头；助手将导管连接已抽好的等渗生理盐水20ml的注射器，以脉冲方式推注，操作者缓慢匀速送管，推注速度大于送管速度，同时安抚患者，避免产生紧张情绪导致血管痉挛，导管送至测量长度时抽回血。

第二节　PICC置管尖端定位相关知识

一、PICC定位检查的影像学知识

（一）PICC末端定位的X线检查设备要求

一般进行PICC定位X线检查应具备以下条件：

（1）模拟/数字化X线照相设备（包括移动式床旁照相设备）。

（2）模拟数字多功能X线机。

（二）PICC定位的X线检查方法

（1）胸片检查的优点是方便易行（可到床旁），缺点是价格较高。

（2）透视下动态定位的优点是方便易行，可现场同时调整导管位置；缺点是不能做床旁检查。

（3）经PICC血管造影仅于血管变异情况复杂或血管腔内外堵塞、压迫导致置管不能到位时做造影检查。术前必须做碘过敏试验。

（三）影像学解剖知识

（1）胸部正位显示心脏大血管阴影，右侧可分为上、下两段，上段由血管阴影组成，在幼年和青年人中主要为上腔静脉的边缘，较直，向上一直延伸到锁骨水平，升主动脉隐于其内。在老年人主要为升主动脉构成。下段右心缘较圆隆，由右心房构成。

（2）血管造影显示上腔静脉由左右头臂静脉在左右侧第一肋软骨和胸骨柄交界水平汇合而成，宽1.5～2.0cm。正位时可见其沿纵隔右缘垂直下行6～8cm进入右心房上部。侧位居中，略偏前，在其下行过程中稍斜向前方。

二、PICC定位正常的X线影像判断参考标准

（一）胸部正位相

在胸部正位相中，PICC末端判定参考标准：

（1）右侧第一、三前肋内端之间中部（脊椎右旁）或右侧第一肋软骨和胸骨柄交界水平（脊椎右旁）下方4～6cm。

（2）脊椎右旁、右侧第一肋软骨内端与心脏大血管阴影右缘上下两端交界处之间中部。

（3）脊椎右旁、第六胸椎水平上下处。

（二）胸部侧位相

通常为右侧位，若为左上腔时选择左侧位，PICC末端应位于纵隔、肺门影前上方，主动脉窗前下水平。

第三节　PICC 的维护护理

一、PICC 操作中的维护

(一) 操作前

1. PICC 的优点

(1) 静脉输液全疗程 "一针治疗"。

(2) 减少反复静脉穿刺的痛苦。

(3) 减少化疗药物对血管的破坏。

(4) 导管置留时间长。

(5) 护理简单，间歇期每周维护一次。

(6) 不影响日常活动，安全方便。

2. PICC 置管过程

知情同意→血管选择→导管选择→置管→X 光定位→使用和维护→日常维护

3. 置管方式

(1) 明视下 PICC 置管术。

(2) B 超引导下 PICC 置管术。

4. 指导病人配合做好 PICC 置管

(1) 签署知情同意书 (同其他手术一样，知情同意书是告诉病人此项操作可能发生的风险，并不意味着这些风险都会发生)。

(2) 排尿、排便。

(3) 穿宽松的衣服。

(4) 用肥皂液轻轻搓洗双手肘窝及周围皮肤 (20cm×20cm)，并用清水冲洗干净。

(二) 操作中

1. 指导病人取合适体位

(1) 手臂与身体成90°角，保持手臂与躯干成同一平面。

(2) 病人配合护士消毒皮肤，适当抬高手臂 (45°～60°角)，并避免晃动。

2. 告知病人置管过程中的注意事项

（1）穿刺皮肤时会有少许的疼痛。

（2）不可以随意活动身体和肢体。

（3）不可以触摸无菌区及无菌物品。

（4）如出现不适及时告知护士。

（5）头部尽量向后仰伸，再转向置管侧肩部，头偏向一侧，下巴贴紧肩胛部。

（三）操作后

1. 置管完成后的注意事项

（1）用食指和中指按压穿刺点 15～30min。

（2）若感到肢体胀痛，可能由于包扎过紧引起，应告知护士予调整敷料松紧度。

（3）到 X 光室拍片定位。

（4）若拍片结果正常可直接补液治疗。

（5）若结果异常，应调整复位。

2. 置管后 24h 内的注意事项

（1）如实向护士反映身体和穿刺侧肢的情况。

（2）置管后按压 0.5h，穿刺点有少量渗血属正常现象，不要紧张。

（3）加压包扎时，如感到绷带过紧或过松，应及时告知护士，护士会给予相应处理。

（四）置管后如何活动穿刺侧肢

（1）第一天应减少肢体活动，有利于穿刺点愈合；将热水袋或湿热毛巾放置在穿刺点上方约 10cm 处，温度以感觉适宜为准，时间为 30min。

（2）第二天鼓励病人活动（握拳松拳），如手握小球，做抓球、松球动作，可帮助建立侧肢循环，避免出现上臂肿胀。

（3）适当活动手腕关节，避免穿刺侧肢长时间下垂。

二、更换敷料和输液接头

（一）更换目的

保护穿刺点，避免污染，固定导管，预防感染。

（二）更换时间

置管后第1个24h内更换贴膜，撕去纱布块；每周更换贴膜1次，若贴膜有潮湿、脱落、可疑污染时应及时更换；每周更换1次肝素帽，若肝素帽发生损坏或有残余血液时及时更换。

（三）更换敷料的操作步骤

（1）洗手，戴口罩，病人也需要戴口罩。

（2）查阅《PICC维护手册》上的信息，如置管长度、上一次PICC维护情况的记录等，记录导管外露刻度。

（3）观察穿刺点有无红肿、渗出，用手触及穿刺点周围询问病人有无疼痛或者其他不适感，如有予以及时处理。

（4）撕敷料的方法为从四周开始以零角度撕开敷料边缘，向心方向撕开敷料的同时用手按住固定翼，以免导管脱出。

（5）再次洗手，打开PICC换药包。

（6）用75%的酒精棉棒以穿刺点为中心采用顺时针、逆时针交替方式环形消毒局部皮肤，范围为穿刺点上下20cm，左右到臂缘，消毒3遍，再用1%碘伏棉签以同样的方法消毒穿刺点周围皮肤，待干燥。

（7）摆放好外露导管的位置，避开上次受压部位，将导管弯度摆放呈"C形"或"弧形"（在上臂置管的导管可摆放呈"U"形），无张力覆盖透明敷料，穿刺点应在透明敷料中央，在透明敷料表面将导管塑形。

（8）第一条免缝胶带蝶形交叉固定连接器，第二条免缝胶贴横向固定，第三条免缝胶贴加强固定。

（9）在敷料记录纸上填写更换日期及时间并签名，贴于透明敷料的边缘。

（10）整理用物，洗手，填写《PICC维护手册》。

（四）更换输液接头的操作步骤

（1）使用无菌技术打开输液接头的包装，用生理盐水预冲接头。

（2）去掉旧的输液接头。

（3）用酒精棉片用力摩擦消毒导管口横断面及螺纹口15s。

（4）连接新的输液接头。

（5）用20ml生理盐水脉冲式冲洗导管并用0～10U/ml的肝素稀释液正压封管。

（6）输液接头用无菌敷料包裹，并妥善固定。

三、冲管和封管

护理要点主要有以下几个方面：

（1）护士应具备有关药物和（或）溶液不相容性的知识。

（2）给予不相容的药物和液体前后，应根据医疗机构的规定和程序以及制造商的建议，使用生理盐水或者肝素盐水进行正压冲管、封管，保持畅通的静脉输液通路。24h容量不超过30ml。

（3）冲管方法。冲管液通常为生理盐水，采用脉冲式冲洗方法，使生理盐水在导管内形成小漩涡，有利于把导管内的残留药物冲洗干净。

①每次静脉输液、给药前必须确定导管在血管内，用生理盐水10～20ml脉冲式冲洗导管。

②持续输液，每12h应用生理盐水20ml脉冲式冲洗导管。

③输注血液或血制品以下TPN、脂肪乳剂、甘露醇前后，用20ml生理盐水脉冲式冲洗导管。

④输全血或成分血时，在每袋血之间用生理盐水20ml脉冲式冲洗导管；如持续输注全血、成分血或脂肪乳剂超过4h，每4h用生理盐水20ml脉冲式冲洗导管，以保持导管通畅。

⑤治疗间歇期常规每3～7d冲洗导管1次。

⑥脉冲式冲管：注射器的针头（用7号针头，以免损坏肝素帽）插入肝素帽，用脉冲方式冲入生理盐水。

⑦输液结束，用生理盐水10～20ml脉冲式冲洗导管后，再用正压封管；肝素稀释液剩1ml时，边注射边向后退针，推注速度大于退针速度。

（4）正压封管方法。钢针方法：将针尖留在肝素帽内少许，脉冲式推注封管液剩0.5～1ml时，一边推封管液，一边拔针头（推液速度大于拔针速度），确保留置导管内充满封管液，使导管内无药液或血液。无针接头方法：冲管后拔除注射器前将小夹子尽量靠近穿刺点，夹毕小夹子后拔除注射器。

（5）勿使用暴力冲管。外周留置针可使用5ml注射器进行冲管，PICC应用10ml以上的注射器进行冲管，其他导管可根据冲管液体量选择注射器。PICC严禁使用小于10ml的注射器，因小于10ml的注射器可产生较大的压力，如遇导管阻塞可致导管破裂。抽血或输注胃肠外营养液等高黏滞性药物后，用20ml生理盐水冲管。

（6）输液前，如果遇到阻力或者抽吸无回血，应进一步确认导管的通畅性，不应强行冲洗导管。

（7）冲管液的最小量应为导管和附加装置容量的两倍。

四、健康教育

留置PICC日常生活的注意事项。

1. PICC置管后的"三行五不准"

（1）三行：淋浴；一般家务，如扫地、洗碗等；手臂一般活动，如弯曲、伸展、吃饭、写字等。

（2）五不准：盆浴、泡澡；衣服袖口不宜过紧，以免穿脱衣服时把导管带出；大范围的手臂旋转活动，如游泳、打球等；牵拉导管或随意推送导管，变动导管位置；带管的手臂过度用力，提重物。

2. 穿衣指导

（1）穿衣时应先穿穿刺侧，脱衣时应后脱穿刺侧。

（2）可取洗净或新的长筒丝袜一段套在上肢，利用其光滑性以利于穿脱衣服。

3. 淋浴指导

（1）淋浴前先用小毛巾包裹，再用弹力网套包裹小毛巾，最后用三层保鲜膜将导管包裹严密，上下用胶布贴紧。

（2）举高置管侧手臂，置管侧手拿花洒。

（3）淋浴后检查敷贴有无浸湿，如有浸湿应及时通知护士进行更换。

4. 携管期间注意事项

（1）家长应嘱咐儿童患者不要玩弄导管的体外部分，以免损伤导管或把导管拉出体外。

（2）在做造影检查时，请提醒医生不要通过PICC高压推注造影剂（耐高压的紫色头导管除外）。

（3）在输液及睡眠时避免长时间压迫置管侧肢体致血液缓慢而发生静脉血栓。

5. PICC置管后观察要点

（1）注意观察穿刺部位及周围有无发红、肿胀、疼痛，有无脓性分泌物等异常情况。

（2）注意置管手臂有无肿胀、硬结，感觉是否疼痛、胸痛或心慌。

（3）导管是否有漏液或异常。

（4）导管体外的长度有无变化。

（5）检查敷料的干湿程度，有无渗血或出血。

（6）如出现以下异常情况应通知医生：

①穿刺后穿刺点有少量的出血是正常现象，如出血量大或出血不止，应立即通知医生；

②敷贴卷边、松脱及时请护士遵照标准程序更换；

③穿刺点周围有皮肤红肿、压痛，甚至有红色条索状时应及时通知医生；

④如出现皮肤瘙痒、皮疹，请告知护士；

⑤如出现穿刺点红肿、脓液，请回医院处理；

⑥管道脱出或进入，请告知护士；

⑦如出现漏水情况，请立即通知护士；

⑧出现导管完全断裂，不要紧张，立即用胶布固定好身体近端管道，用另一只手的拇指和食指反折导管并捏紧，马上到当地医院处理。

6.院外的PICC维护要点

（1）注意个人及家庭卫生，避免到人多的公共场所，避开各种感染因素。

（2）做好导管护理：

①告知患者及家属每周1～2次回医院进行冲管、换敷贴等维护；

②如出现前面所讲的异常情况应立即回院处理；

③留下联络方式保持随时联系。

（3）出院后若不能及时回置管医院进行维护、治疗时，请到当地正规医院进行维护、治疗（提醒护士使用10ml以上的注射器冲管）。

（4）维护、治疗时请携带PICC长期护理单及健康教育资料，并交给相关的护理人员。

五、导管的拔除

（1）在静脉治疗周期结束时，就可以拔管。

（2）留置时间已达一年以上。

（3）出现或疑有导管相关性感染和不能解决的并发症，需要拔管。

（4）拔管后，纱布用于无菌透明敷料下，用食指和中指按压10min，24h后更换纱布，用无菌输液贴覆盖。

第四节　PICC置管后并发症的预防及处理

一、穿刺部位渗血和血肿

(一) 原因

选择血管及穿刺不当，置管操作不熟练，技巧掌握不好，操之过急，穿刺部位过度活动或有出血倾向及凝血机制障碍的病人。

(二) 预防

穿刺前应评估病人，了解病人情况（血小板计数，有无心脏病史、用药史）。术后穿刺处给予无菌纱布压迫，并以绷带包扎，24h内适当限制臂部活动，注意观察局部渗血及肢体血运情况，如渗血较多敷料湿透应随时给予更换。

二、静脉血栓形成

(一) 原因

导致静脉血栓形成主要是由于高凝状态、血管内皮的损伤及静脉血流的瘀滞。导管异位也是导致静脉血栓形成的重要因素之一。其他因素如下：

（1）置管静脉的选择：贵要静脉的路径短、管径相对粗、静脉瓣较少且走行起伏弯曲少，PICC穿刺置管后血栓的发生率低，因此是PICC置管的首选静脉。

（2）导管的规格和材质：导管材质硬以及导管规格型号相对血管而言较粗，都易导致血栓的发生。

（3）患者因素：肿瘤患者及糖尿病患者的血液黏稠度较高，血液多呈高凝状态，血小板聚集能力增强，血栓形成概率高。

（4）血管内膜损伤：静脉穿刺时尤其是反复多次的穿刺或送管可使导管在送入过程中造成对血管内膜的损伤；PICC置于上肢静脉时，日常活动多，导管随肢体活动对血管内壁的刺激频率增加。

(二) 预防

（1）PICC穿刺选择血管时，尽量选择较粗、直、充盈好的血管，可减轻导管在血管中产生的涡流作用，避免血栓形成。

（2）提高穿刺技术，一般应由经过专门培训的技术熟练的护士来进行操作，置管时动作轻柔，以防止损伤血管内膜。

（3）严格掌握置管适应证和禁忌证。

（4）纠正导管尖端的位置，确保导管末端位于上腔静脉，以减少静脉血栓的发生。

（三）护理要点

（1）观察沿穿刺静脉走向有无出现红肿、疼痛等静脉炎的症状，若有上述症状及时予以处理。置管后穿刺部位予以湿热敷，每日2次，每次30min，湿热敷后由如意金黄散调蜜外敷，每日2次，直至症状缓解，若症状加重应行血管多普勒超声检查，警惕静脉血栓发生。

（2）观察患者在置管途径的部位（如颈部、肩背部、腋下、上臂等部位）有无肿胀、疼痛、皮温增高及皮肤颜色的变化，及时发现静脉血栓的症状。

（3）输液用药前不可暴力冲管，确认导管通畅后再给药，防止导管内小栓子被冲进血管内。

（4）注意药物之间的配伍禁忌，防止发生药物沉积在导管内部堵塞导管。

（四）溶栓治疗的护理要点

（1）测量患者臂围，观察患肢皮肤温度、皮肤颜色、动脉搏动情况，以利于疗效判断。

（2）遵医嘱予溶栓治疗，溶栓治疗期间应注意观察患者皮肤黏膜有无出血，注射部位有无青紫或者皮下血肿等继发性出血征兆，定期监测出血的时间、凝血时间和纤维蛋白原。

（3）严密观察患者生命体征、意识、瞳孔、头痛、头晕等现象，及时发现栓子脱落栓塞其他重要器官的征象。

（五）健康教育

（1）置管后告知患者适度抬高患肢，避免导管随置管侧肢体过度屈伸活动而增加对血管内壁的机械性刺激。

（2）患者卧床期间避免长期压迫置管侧肢体，嘱患者经常做松拳、握拳动作以促进血液循环。

（3）告知患者在置管途径的部位（如颈部、肩背部、腋下、上臂等）出现肿胀、疼痛等不适感时应立即通知护士，以便及时处理。

三、静脉炎

（一）机械性静脉炎

1. 原因

（1）机械性静脉炎是因置管过程中或置管后导管在血管中反复移动损伤血管内膜引起的，属于急性无菌性炎症，通常在1周内发生，大部分在置管后48～72h发生，好发于穿刺点上方8～10cm处。

（2）静脉炎的发生与PICC型号和血管的内径大小不相宜导致导管置入困难，导管材料过硬，导管尖端的位置未达到上腔静脉，穿刺点部位选择不合理，穿刺肢体活动过度等有关。

（3）导管末端未达到预期的位置时，输入高浓度药物，使血浆渗透压改变，药物刺激局部静脉，使静脉痉挛收缩变硬，导致局部组织缺血、缺氧和坏死而形成机械性静脉炎。

2. 预防

（1）正确评估置管部位：穿刺时要选择粗大弹性好的血管，贵要静脉管径粗、直，静脉瓣少，途径也最短，故作为首选血管；一般应避开穿刺侧远端有损伤或皮肤、皮下组织有感染灶处；由于胸部或腋部手术后，血管与皮肤粘连，静脉血管解剖位置变形，导管通过困难，易致插管失败或发生无菌性机械性静脉炎；避免使用乳腺或腋部曾手术过的一侧的手臂。

（2）合理选择置管时机：化疗可使血管上皮细胞坏死，管壁变薄，弹性下降，脆性增加，静脉萎缩变细，置管后更易引起血管壁机械性损伤而导致静脉炎，故尽量避免在曾输注过化疗药物的血管置管。最好选择在化疗前2d给予PICC置管，使机体对导管有一个适应过程再进行化疗，以避免导管本身和化疗药物两者同时作用于血管，增加静脉炎的发生率。

（3）正确摆放置管体位：穿刺前正确的体位摆放可以减少导管对血管壁的刺激，提高置管的成功率。置管时，嘱患者平卧于床，穿刺侧上肢外展90°，头偏向穿刺侧，下颌向下紧贴肩膀，防止导管误入颈内静脉。

（4）严格规范置管操作：根据患者的血管情况选择型号适宜的导管，以防止导管过粗引起的血液流速减慢及导管在血管内形成异物刺激，造成上肢肿胀、疼痛、静脉炎。提高一次插管的成功率，在置管过程中注意动作轻柔，避免快速送管和反复牵拉，以免造成静脉痉挛而无法送管。一旦发生静脉痉挛可暂停送管，待2～3min后再缓慢送管，停止送管期间要间断推注生理盐水防止堵管，切忌反复硬插，否则易致血管内膜损伤而发生静脉炎。对于血管粗、直的患者，送管不能过快，动作要轻柔，以减轻对血管内膜的机械性损伤。遇阻力时不能强行送管，以免发生导管反折。

（5）导管固定：置管后的导管固定尤为重要，可使用透明敷料，固定时将导管塑形，避免患者手臂活动时引起导管自行进出，增加静脉炎的发生率。

（6）早期发现，早期治疗：早期识别静脉炎的发生，一旦确诊为机械性静脉炎，应及时采用局部治疗，包括停止该处输液、抬高患肢、局部湿热敷、超短波理疗或中药治疗等，一般2～3d症状消失。治疗期间另选一条静脉通路，待局部消肿后继续给予输液，但若再次出现局部肿胀应考虑拔管。

3. 处理

（1）抬高置管患侧肢体，局部湿热敷，每日2次，每次15～20min。

（2）50%硫酸镁溶液湿敷，可以降低PICC机械性静脉炎的发生。硫酸镁的高渗透作用能迅速消除局部炎性水肿，同时镁离子具有保护局部血管内皮细胞及增强内皮细胞前列环素的合成及释放，增强抗凝活性，抑制血小板聚集，改善局部循环，保护血管的完整性的作用。

（3）自穿刺点上方约2cm处沿导管留置方向外敷于上臂静脉（湿敷时应注意勿污染穿刺点及导管），每天3次，可有效治疗机械穿刺性静脉炎。

（二）血栓性静脉炎

1. 原因

（1）机械性因素：PICC导入较长，又长期漂浮在血管中，会对正常血流产生一定影响，也容易形成涡流而产生微血栓。同时导管管壁不可避免地对深静脉产生机械性刺激，损伤血管内皮，诱发血栓形成。

（2）自身因素：肿瘤恶性程度越高，诱导血小板聚集能力越强，血栓形成的概率越高。同时，病人担心导管滑出及身体乏力等因素，导致自主活动减少，使血流缓慢，致血液瘀滞，也增加了血栓形成的概率。

（3）化学药物：长期输入刺激强、高浓度的药物，刺激血管内膜和血管内皮细胞，引起血小板凝聚，形成血栓并释放出前列腺素，增加血管的通透性，出现白细胞浸润的炎性改变，同时释放组胺，使静脉收缩，管腔变窄，血流缓慢，影响输注药液的稀释，促进炎症进展，造成血栓性静脉炎。

（4）血液瘀滞：肿瘤患者由于治疗的毒副反应，出现恶心、呕吐、疲乏无力，特别是重度骨髓抑制，致使卧床时间较多，自主活动减少，血液流动缓慢，血液瘀滞；肿瘤的高凝状态进一步促进了血液瘀滞。

2. 预防

（1）正确选择导管与血管：选择口径相宜、质地柔软、光滑的导管，建议在确保达到治疗需要的前提下，导管型号越小越好。选择三项瓣膜导管比较好，其导管材料为相容性硅胶，对静脉刺激性小，对血管条件比较差的老年人也有比较好的效果。穿刺血管应首选贵要静脉，贵要静脉走向较直，位置较深，静脉瓣少，由下至上管腔逐渐变粗，血流速快，送管顺利，静脉炎发生率低。

（2）提高置管技术：加强对护理人员操作技能培训，规范置管操作行为，提高护理人员的操作水平和操作技巧达到预防作用。组织相关知识培训，规范操作行为，提高穿刺水平，提高一次性穿刺成功率，使用超声引导结合改良塞丁格技术提高成功率，可减少血管内膜损伤，降低血栓性静脉炎的发生。

（3）严格掌握适应证：血栓性静脉炎的发生与患者的血凝状态及体质有关，置管前应认真评估患者的基本状况，如血小板计数、血栓病史等，卧床患者静脉血栓发生率高，评估患者的躯体状况，身体强壮者，建议适当活动，减少卧床时间，促进血液循环，以减少血栓形成的概率。

（4）规范用药原则：细胞毒性药物对血管内皮的损伤促使癌症病人并发血栓性疾病。化疗护士应掌握药物的配置方法、作用、pH值以及毒副反应，规范用药顺序。输入多种药物时，应先输非刺激性药物和非发疱性药物；刺激性和发疱剂药物，应先输入稀释量较少的药物。两种药物之间要给予输注生理盐水或葡萄糖液体。

（5）注意观察：查看置管侧肢体有无发生肿胀、疼痛、皮温增高及皮肤颜色的改变等，及时发现静脉血栓的早期症状，尤其是静脉血栓的隐匿症状，如患者主诉置管侧肢体、腋窝和背部肿胀、疼痛时，应警惕静脉血栓的发生。

3. 治疗

置管后应注意观察置管肢体情况，倾听病人主诉，病人置管后肢体出现红、肿、痛及导管部位或颈部不适时，应及时做彩超检查，及早发现血栓的形成，及时给予溶栓治疗。药物可用阿司匹林、尿激酶、低分子右旋糖酐等，于患肢静脉注射，同时抬高患者，可取得满意效果。溶栓时可不用拔管，大部分患者血栓可得到改善，不改善者予以拔管。溶栓期间注意观察出凝血时间，观察皮肤、黏膜出血情况。

四、接触性皮炎

（一）原因

（1）更换敷料过程中，皮肤消毒剂未完全干燥就覆盖敷料。

（2）置管部位出汗多，未及时更换敷料。

（3）PICC置管患者使用易致皮肤过敏的药物。

（4）皮肤敏感性高的患者。

（二）处理

（1）覆盖透明敷料时应待消毒剂自然风干后再覆盖。

（2）出汗多时，及时更换敷料。

（3）根据医嘱使用抗过敏药物。

（4）常规皮肤消毒后局部涂擦皮肤无痛保护膜。

五、导管脱出

（一）原因

主要原因有固定不当，活动过度，胸腔压力改变等。上肢内收、外展时导管位置有一定改变。

（二）预防

导管置入后或每次换药后应妥善固定，更换敷料消毒时注意向心性揭开敷料。PICC脱管及进管一直是导管护理的难点，由于聚脲氨酯管一般需3～4周才能被结缔组织包裹固定，所以选择穿刺部位时，尽量避开肘窝，防止因手臂屈伸牵拉肌肉而导致导管脱出。精神恍惚、不合作的患者应留专人陪护。导管应用蝶翼交叉的方式进行固定，更换贴膜动作要轻柔，应从下向上撕去贴膜，以防导管带出。避免脱上衣出时把导管拔除，睡眠时保护好导管，防止意外情况发生。

第五节　PICC置管患者的档案管理

近年来，PICC已广泛应用于临床，在临床工作中，牵扯到诸多关于PICC方面的信息，如PICC置管人员的资质管理、流程管理、维护管理、健康教育管理等，通过传统手工记录和统计，不仅耗费护理人员的精力和时间，还容易出现笔误和漏登的情况，影响资料的一致性和准确性，也无法实现数据信息的共享。因此，应用PICC维护资料信息管理系统软件很有必要。

一、PICC置管档案的内容

（一）病人基本信息

主要有病人的姓名、性别、年龄、科室、住院号、诊断、联系方式等。

（二）置管记录

主要有置管日期、导管型号、穿刺部位、穿刺侧肢体臂围（距穿刺点上方10cm）、导管插入长度、导管外露长度、导管尖端位置及穿刺过程记录，最后由穿刺人签名。

（三）导管应用期具体评估项目

主要有日期，进行何种操作（更换肝素帽、换药、冲洗），穿刺点外观局部皮肤情况（正常、红肿、湿疹、发红、溃疡），导管有无回血，冲洗过程有无阻力，冲洗的时间，每次换药后导管外露的长度（插入长度的动态变化），导管有无渗漏、破裂，处理方法（每次更换敷料、肝素帽、可来福接头，固定翼情况，冲管和再通情况及拔管、皮肤处理），穿刺侧肢体臂围等，且说明有无渗血等情况，最后签名。

（四）效果监督检测项目

主要有穿刺时导管并发症、治疗期间引起的并发症以及最后导管拔除的原因，是正常拔管还是异常拔管（皮肤感染、导管堵塞、导管破裂等）。

（五）拔管记录

主要有拔管日期和时间、拔管原因、拔管过程、导管尖端是否完整、导管长度、是否做细菌学培养及结果，最后由拔管人签名。

二、PICC档案使用方法

导管使用期间评估项目及效果监督检测项目平时处理后及时记录，不能直接监控的导管用电话随访。

三、PICC置管档案管理的优点

(一) 沟通

每位对导管进行维护的护士能有一个良好的沟通，护士只看PICC置管护理评估单及档案就能比较全面地了解患者的情况，明确患者既往发生的并发症及所采取的护理措施，以使导管护理能得到很好的延续性和及时性。

(二) 评估患者

通过PICC置管个人档案护理记录单护士可以得到患者的护理基本信息，明确患者的需求，确定患者PICC置管存在的问题，以便制定具体护理目标、措施，落实PICC护理的计划。

(三) 调查研究

PICC置管个人档案为护理研究提供了重要的资料，对PICC置管护理的回顾性研究具有参考价值，使用PICC置管个人档案对提高护理质量起着至关重要的作用。

(四) 法律依据

护理记录是病人接受护理的唯一证据，具有一定的法律效力。在上述基础上，丰富PICC置管个人档案的内容，进一步完善规范置管后护理。组织护理人员学习规范中心静脉置管相关知识，定期培训，提高对护理记录PICC置管个人档案重要性的认识，增强护理意识，注意记录的准确、及时、连续及有效性，达到护理质量持续改进的目的。

护理管理者及护士要不断增强质量意识，更深层次地理解工作要求及意义，激励护士在工作中积极、主动地参与护理质量、业务活动，使PICC护理工作符合病人的需求，提高了病人对护理的信任度及安全感，不断提升护理服务水平。

使用PICC置管护理档案管理形式能使护士掌握置入的每一根PICC的运行

效果，在提高护理质量、及时处理护理问题方面起到积极作用，利于总结经验教训和质量的持续改进。

参考文献

[1] 魏志华. PICC置管并发症的原因分析及护理对策 [J]. 临床医学，2005，25（12）：96-97.

[2] 熊峥嵘，宋伶俐，傅强. PICC置管后常见并发症的预防及护理 [J]. 当代护士（专科版），2010，(7)：9-10.

[3] 陈丽例. 静脉输液专科护士实践手册 [M]. 北京：化学工业出版社，2013.

[4] 李彩云，柴长梅，曹庆荣. 肿瘤化疗患者PICC置管后常见并发症的原因分析及护理对策 [J]. 临床护理杂志，2011，10（5）：22-25.

[5] 宋宇，王欣然，韩斌如. PICC置管后机械性静脉炎的防护进展 [J]. 中华护理杂志，2008，43（3）：266-267.

第九章　PICC相关性血流感染

一、定义

PICC相关性血流感染是指带有血管内导管或者拔除血管内导管48 h内的患者出现菌血症或真菌血症，并伴有发热（＞38℃）、寒战等感染表现，除血管导管外没有其他明确的感染源。实验室微生物学检查显示：外周静脉血培养细菌或真菌阳性，或者从导管段和外周血培养出相同种类相同药敏结果的致病菌。

二、风险因素分析

（一）外源性因素

1. 药物因素

患者因疾病的状态、体能消耗大及化疗的需要，常应给予反复输注化疗药物、脂肪乳、氨基酸、全胃肠外营养液及大量广谱抗生素和激素，而脂肪乳、氨基酸、全胃肠外营养液是细菌生长的良好培养基，如果输入污染的液体，细菌就会残留在导管壁上，为细菌的繁殖创造了理想的条件。由于血液中的真菌在含糖的液体中会产生一种"黏物质"，对导管产生很强的黏附力，影响机体的防御力，所以长期接受全肠外营养的患者易引起真菌感染，因此，完全胃肠外营养时间越长，感染概率越大。

2. 皮肤因素

人体皮肤的天然屏障受到了PICC插管的破坏，使得微生物从患者皮肤进入血流成为可能。当进行插管操作时，皮肤上所有微生物并不能被消毒剂完全消灭，管腔外和管腔中部可成为残留细菌的寄居场所。当通过PICC输液、抽血或进行更换敷料、接头或冲管时，可能因为无菌操作未能落实而造成管道的细菌污染，PICC最普遍的感染情况一般是接头滤器处受污染。

3. 导管因素

多腔导管较之单腔导管感染机会多，因多腔导管通道多、管腔分隔，导管腔内面积的扩大以及频繁的护理操作增加了致病菌定植和接头污染的概率。不同导管材料血栓形成风险由高到低的次序为聚氯乙烯、聚乙烯、聚氨基甲酸乙酯及硅胶。目前临床所用的中心静脉导管一般是聚氨酯或聚硅酮制成，不推荐使用其他特殊材质的PICC。

4. 导管辅助装置

护理人员在导管护理过程中未严格遵守无菌操作规程，使病原菌沿导管接头在导管内面定植，导致感染。机械阀无针接头不透明的设计导致冲管不彻底，少量的细菌和易附着的液体会污染机械阀，并且连接前无法充分清洁机械阀无针接头，导致输液通路污染。危重患者附加装置多，导致细菌由连接处污染导管。

5. 导管留置时间

PICC在置管24～48h后就可能在导管周围形成纤维蛋白鞘，无论是哪种形式的纤维蛋白鞘包绕，都是给微生物提供良好的寄生场所，使细菌繁殖、迁移最后黏附、定植在导管上。由于纤维蛋白鞘一般黏附在导管壁或者导管头端开口处，位置的特殊性使它还不易受宿主吞噬细胞和抗生素的作用。纤维蛋白鞘的发展是一个相对缓慢的过程，一般来说，导管留置时间越长，形成纤维蛋白鞘的概率越大，感染发生率就越高。

6. 血管的选择

根据静脉的解剖位置，经外周中心静脉穿刺时，右侧上肢贵要静脉具有距离上腔静脉近、静脉瓣少、易于送管等特点，常作为首选，而次选为肘正中静脉、头静脉。贵要静脉粗、直，静脉瓣较少，离上腔静脉距离最短，位置固定，穿刺成功率高。肘正中静脉较粗、直，但静脉瓣较多。头静脉前粗后细，静脉分支多，易误入腋静脉或颈内静脉。谢娟对815例不同穿刺部位PICC患者导管相关血流感染率进行比较，发现贵要静脉为7.63%，肘正中静脉为9.77%，头静脉为11.1%。

7. 操作因素

置管时医护人员未严格遵守无菌技术、流程和规范可导致细菌在导管内定植感染而发生CRBSI。由经验不足或者操作技术水平欠佳的护士进行置管或管道维护，也可能增加导管内细菌定植和CRBSI的发生。常规肘下置管的CRBSI发生率较超声引导下肘上置管高。常规肘下置管的"盲穿"，凭借肉眼或触摸进行血管穿刺，对局部血管条件差或肥胖的患者而言存在耗时长、反复穿刺、送管时出现送管困难、导管异位等会造成对血管内壁及皮下组织的损伤，局部组织修复时间延长，细菌入侵造成感染的机会增加。

8. 导管固定

敷贴潮湿、松动等原因会影响导管固定效果，导管进入或滑入体内，使皮肤定植的微生物从置管部位迁移至皮下隧道并定植于导管尖端造成感染。冬季因患者着装较厚、透气性差，汗液容易聚集于敷贴下，穿、脱衣物时可致敷贴松动，导管移动，细菌随导管移动迁移至体内引起感染。

9. 敷料因素

皮肤表面定植的微生物主要为凝固酶阴性葡萄球菌，季节变化会影响皮肤表面定植菌的数量，夏季天气炎热易出汗，有大量细菌滋生，皮肤定植菌易随导管移动迁移至穿刺点引起局部感染，且易发过敏性皮疹，致使表皮破损，增加感染风险。若敷料透气性差，汗液不易蒸发，造成穿刺口潮湿，周围皮肤卫生状况差，将会加剧细菌的滋生和繁殖，发生CRBSI。

10. 冲、封管技术

在静脉管路暂时终止使用时应该进行正确的冲管和封管技术维护。封管液配好后最多只能保留2h，如果抽到注射器内应立即使用。冲、封管时如果方法不正确，在撤除注射器的一瞬间造成负压使导管回血，会增加病菌黏附的机会而导致感染。普通注射器通过胶塞带入病原菌及微粒或消毒不到位而污染冲管液袋，再从中抽取冲管液时则易污染另一患者的导管，而且去除针头时注射器内的液体暴露，也增加了感染风险。

（二）内源性因素

CRBSI的发生与免疫力呈负相关，糖尿病、恶病质及血小板极低等患者自身免疫力和身体机能较差，增加了感染的风险。研究发现，高龄患者生理机能减退，代谢能力低下，住院时间长，同时合并多种慢性疾病，发生CRBSI的危险性是低龄患者的2倍。但是，年龄较小者由于血管腔较狭窄，可因导管对血管内壁刺激引起感染。此外，若患者为过敏体质，不适宜的导管材料或者敷料会引起过敏，造成皮肤感染、静脉炎，严重者可导致CRBSI的发生。

（三）患者因素

患者在医院进行了1~2次正规维护后，回到家中进行导管维护时，操作的环境、物品、人员资质达不到要求会成为CRBSI的源头。此外，患者及家属不了解 PICC 维护的重要性，依从性较差，带管出院后经常不按时进行维护。来自经济较落后地区的患者，回到当地卫生医疗机构进行维护时，当地机构的卫生人员有的从来未见过 PICC，导致冲、封管不到位致使部分药物沉淀在导管壁上，药物沉淀在导管壁上是引起 CRBSI 的重要因素。

（四）CRBSI 的预防与控制措施

1. 集束化管理

集束化策略是由美国健康研究所首先提出的，其目的在于帮助医务人员为患者提供尽可能优化的医疗护理服务，提高所需的有效治疗和护理过程的可靠性。中心静脉导管集束化干预策略能有效降低 CRBSI 的发生，主要包括 5 项措施，即手部卫生，穿刺导管时提供最大无菌屏障，使用氯己定消毒皮肤，理想的置管部位选择及每天评估是否保留导管。

（1）手卫生：在置管和护理导管前，严格按"七步洗手法"洗手，戴无菌手套，并用无菌注射用水或生理盐水冲洗，尽量避免接触穿刺点皮肤，在置管过程中，手套一旦污染或破损应立即更换。

（2）穿刺导管时提供最大无菌屏障：根据 PICC 置管时引起 CRBSI 的途径，穿刺皮肤时，皮肤表面的细菌会被推至导管内段及尖端成为定植菌。因此，在穿刺前要进行房间的紫外线消毒，保证环境的安全。在置管、更换 PICC 时，应提供最大无菌屏障措施，包括术者戴无菌帽、无菌手套和口罩，穿无菌手术衣，患者戴口罩、帽子，全身覆盖无菌巾。

（3）使用氯己定消毒皮肤：置管和护理时的皮肤消毒应选用有效的消毒剂。氯己定葡萄糖酯比其他消毒剂的效果好，其对革兰阳性、阴性细菌均有效且消毒速度快，常作为首选。美国 CDC 推荐碘酊、碘伏、70%乙醇可作为氯己定替代品使用。

（4）理想的置管部位选择：根据静脉的解剖位置，经外周中心静脉穿刺时，右侧上肢贵要静脉具有距离上腔静脉近、静脉瓣少、易于送管等特点，常作为首选，而次选为肘正中静脉、头静脉。经股静脉置入 PICC 相关感染发生率高，对有上腔静脉综合征或上肢置管困难可考虑使用。此外，在肘窝以上穿刺可将导管固定于上臂，避免手臂活动时导管的弯曲，减少了导管与血管壁的机械性摩擦，降低了静脉炎的发生率。

（5）每天评估是否保留导管：护士应每班认真观察置管处皮肤、全身情况，判断有无红肿、渗出、发热及导管置入长度，并做好记录。如仅有发热，可不必常规拔除导管，如果血培养结果阳性，定量或半定量培养发现细菌定植，应拔除导管，在治疗结束时也要尽早拔管，以恢复人体正常的生理屏障。

2. 加强护士的教育和培训

合格的PICC专科护士是预防和减少导管相关性感染的最好方式，一些三级甲等医院已经陆续成立了PICC专业委员会和PICC门诊，逐步实现规范化的集中管理，培养了一批专科护士。规范PICC专科护士的准入、培训、考核再到继续教育，统一标准的PICC置管申请、PICC施行、导管相关的并发症预防处理，可降低导管相关性感染发生率；通过质量管理小组针对PICC感染的主要相关因素进行护理干预，也是降低导管相关性感染的一种有效途径。

3. 新方法及新产品的应用

（1）标准化配置的换药包：可降低PICC相关感染的发生，提高护士规范化操作的依从性。换药包内的物品是根据PICC维护流程进行组合，按照操作步骤顺序摆放，护士在使用时无须回忆操作步骤，只要依次取用即可。标准化配置的换药包可减少操作过程中的步骤遗漏或错误，提高了规范化操作的依从性和维护的有效性。

（2）消毒方法：酒精棉签摩擦法、酒精棉签点涂法、酒精棉片摩擦法和酒精棉片点涂法。其中酒精棉片摩擦法造成CRBSI的概率最小。

（3）分隔膜输液接头：导管相关血流感染的发生概率要低于机械阀输液接头和肝素帽接头。机械阀输液接头活塞周边缝隙极易细菌定植，会污染机械阀输液接头。如果这些有机体增生扩散，那么它们会被后来的操作带入人体。肝素帽接头表面也很粗糙，消毒时不易清洁干净，同时存在橡胶微粒污染的机会。分隔膜输液接头表面光滑，消毒时可快速彻底地消灭细菌。分隔膜输液接头通畅的流径细菌不易种植。

（4）预冲式导管冲洗器：与普通注射器进行PICC冲管相比较，预冲式导管冲洗器可有效降低CRBSI。它是一次性无针化空针套装密闭式0.9%氯化钠溶液冲管液，具有独立包装，不用冰箱存放，无针，防刺伤，操作简易。它可以省去冲管液抽吸、存放、去除针头等易感染操作步骤，从而降低CRBSI的发生率。

4. 病人带管出院的维护指导

为病人联系当地医疗机构，进行正确、有效的PICC维护。在病人置管前，应对病人进行全面评估，包括病人的家庭住址，与病人一起居住的家属情况，病人是否有条件进行正规维护等。要保证每一根导管安全、有效地使用，对于行动不便，没有亲属陪同，居住地偏远且无维护条件的病人，慎重置管。对已经置入PICC的病人，出院前，责任护士主动为病人联系当地具有PICC维护资质的医疗机构，使病人出院后也能享受规范的服务。

5. 健康教育

多数病人的依从性差都是由于对相关知识的不了解导致的。因此要满足病人及家属的PICC相关知识需求。在置管前后病人带管过程中，护士应提供专业的PICC相关知识，提高病人的PICC安全意识，配合医护人员开展工作。健康教育方式可采用口头、书面、影像资料相结合的形式，内容包括置管的目的、导管留置的最长时间以及留置期间的安全管理，保持穿刺处皮肤及敷料的清洁干燥，严格遵守手卫生、穿刺肢体的管理、导管外接头的保护。

参考文献

[1] 傅红飞，寿月清，周月红.全胃肠外营养患者中心静脉导管相关性感染的危险因素［J］.中华医院感染学杂志，2013，23（10）：2308-2310.

[2] 单荣芳，孙华，李峰.ICU中心静脉导管相关性感染危险因素的调查研究［J］.实用临床医药杂志，2011，15（6）：85-87.

[3] 韦焕璜.导管相关性血流感染预防与控制的研究进展［J］.齐齐哈尔医学院学报，2012，33（5）：632-633.

[4] 朱强.中心静脉导管相关感染的预防研究进展［J］.齐鲁护理杂志，2009，15（15）：41-43.

[5] Kuter D J. Thrombotic complications of central venous catheters in cancer patients［J］. Oncologist，2004，9（2）：207-216.

[6] 李正兰，杨琼，余昌伟，等.ICU患者发生导管相关性血流感染的原因分析及对策［J］.现代临床护理，2012，11（4）：43-45.

[7] Mauro P，Helen H，Roberto B，et al. ESPEN guidelines on parenteral nutrition［J］. Clinical Nutri Tion，2009，28（4）：365-377.

[8] 穆玉霞，李萍，高俊焕，等.经外周静脉穿刺置入中心静脉导管相关性血流感染的原因分析与对策［J］.白求恩军医学院学报，2012，10（4）：351-352.

[9] 刘万里，贺连香，李倩.PICC相关性血流感染的原因分析及护理对策［J］.全科护理，2015，15（12）：1376-1379.

［10］谢娟.PICC留置导管感染的原因分析及护理对策［J］.当代护士（学术版），2009，1（1）：90-91.

［11］李全磊，颜美琼，张晓菊，等.PICC超声引导下肘上置管的穿刺置管效果及并发症的系统评价［J］.中国循证医学杂志，2013，13（7）：816-826.

［12］马晓燕，高玉芳，魏丽丽，等.肿瘤患者PICC导管相关性感染影响因素调查分析［J］.中华医院感染学杂志，2012，22（11）：2290-2292.

［13］马晓燕.肿瘤患者PICC导管相关感染影响因素的研究［M］.青岛：青岛大学，2012.

［14］江文，曾登芬.PICC导管相关性血流感染风险因素与防护措施研究进展［J］.中国护理管理，2015，15（2）：218-221.

［15］胡昱红，雷琤，王雅秋，等.预冲装置与普通注射器对PICC冲管导致导管相关性血流感染的对比研究［J］.湖北医药，2013，35（10）：1516-1517.

［16］邹筱.综合性ICU血管内导管相关感染临床因素分析［J］.中国美容医学，2010，19（24）：90.

［17］宋红玲，倪杰.PICC导管相关性感染的危险因素Logistic多元回归分析［J］.护理实践与研究，2010，7（11）：1-3.

［18］Lachrnan P，Yuen S. Using care bundles to prevent infection in neonatal and paediatric ICUs［J］. Current Opinion in Infectious Diseases，2009，22（3）：224.

［19］陈永强.导管相关性血流感染与中心静脉导管集束干预策略［J］.中华护理杂志，2009，44（10）：889-891.

［20］Krein S L，Hofer T P，Kowalski C P，et a1. Use of central ventral catheter related blood-stream infection prevention preatices by US hospital［J］. Mayo Clin Proc，2007，82（6）：672.

［21］Tsai M H，Lien R，Wang J W，et al. Complication rates with central venous catheters inserted at femoral and non-femoral sites in very low birth infants［J］. Pediatr Infec Dis J，2009，28（11）：966.

［22］付阿丹.不同部位置入PICC导管后并发机械性静脉炎的观察［J］.护理研究，2010，24（5B）：1246.

［23］赵林芳，叶志弘，朱陈萍，等.标准化配置换药包用于预防PICC导管相关性感染的效果观察［J］.中国护理管理，2013，13（8）：45-47.

[24] 刘富德，李莉，雷玮，等．不同接头不同消毒方法对PICC导管发生CRBSI的对比研究［J］．河北医药，2012，34（15）：2383-2384.

[25] 李莉，张汝攒，雷玮，等．应用不同输液接头在PICC相关性血流感染发生中的对比研究［J］．河北医药，2012，34（14）：2212-2213.

[26] 胡昱红，雷玮，王雅秋，等．预冲装置与普通注射器对PICC冲管导致导管相关性血流感染的对比研究［J］．河北医药，2013，35（10）：1516-1517.

第十章　输血的护理

第一节　输血的目的

一、定义

（一）输血

输血是指将血液通过静脉输注给病人的一种治疗方法，在临床上应用广泛。

（二）成分输血

成分输血是将全血中各种成分用物理和化学的方法分离，制成各种比较浓和较纯的制剂，根据患者的病情需要，按"缺什么，补什么"的原则给患者输入相应的血液成分，达到治疗疾病的目的。

二、静脉输血的目的

（1）补充血容量，保证人体重要脏器的血液供应。通常可以输注各类血浆制品，如新鲜血浆、新鲜冰冻血浆、白蛋白等。

（2）增加血红蛋白，增进血液携氧能力，改善机体缺氧症状。通常可以输注浓缩红细胞、少白细胞红细胞、洗涤红细胞、解冻红细胞等。

（3）补充各类凝血因子，纠正因某种凝血因子缺乏所导致的凝血功能异常和紊乱。通常可以输注浓缩血小板、富含血小板血浆、新鲜血浆、纤维蛋白原、凝血酶原复合物等。

（4）纠正免疫功能不全，增强机体抵抗力。通常可以输注浓缩白细胞、丙种球蛋白等。

（5）增加蛋白质，纠正低蛋白血症。

（6）排除有害物质。

第二节　静脉输血治疗技术及护理要点

一、静脉输血治疗技术

（一）输血前准备

（1）取血护士要严格核对血液制品和输血单上的患者的姓名、住院号、血型、血液制剂的种类、血袋号、血量、有效期、受血者与供血者交叉配血试验的结果，检查血液制品的包装是否完整，有无破损渗漏，血液制品有无变色、凝块、气泡、浑浊等现象，发现任何可疑之处，立刻向血库工作人员了解清楚，切勿轻易领取。取血返回病房途中，应防止血液制品因震荡撞击发生机械性溶血。

（2）血液制品取回病房后，要双人核对交叉配血报告单和血袋标签上的各项内容，核对时要求一人读，另一人核对，确认准确无误后，护士在输血记录单上双签名。

（3）血液制品自血库取出后，将血液制品放置于室温平衡温度，放置时间为15～30min，但不可超过30min，若在30min内不能输血，血液制品应保存在冰箱冷藏室内（2～4℃），病房内不能自行储血。

（二）输血前再次核查

（1）由两名护士携病例至病人床旁，核对病人及腕带上的基本信息，如床号、姓名、性别、年龄、住院号、血型等，确认与配血报告相符。

（2）询问患者血型，若患者口述血型与待输血液制品的血型不符，应重新抽取血标本送输血科再次进行血型鉴定。

（三）输血操作前准备

（1）护士洗手，戴口罩。

（2）用物准备有皮肤消毒液、棉签、输血器、输液胶贴、止血带、弯盘、治疗盘、医嘱执行单、配血单、速干手消毒液等。

（3）环境准备，如空气清洁、光线适宜、环境整洁、物品清洁。

（4）评估病人病情、输血目的、自理情况、合作程度、局部皮肤和血管情况。

（5）需要时协助病人排便并取舒适卧位。

（四）操作程序

操作程序见表10-1。

表10-1 操作程序

	实施过程	要点说明
1	携用物至床旁,解释,双人核对	操作前查对:患者解释输血的目的、注意事项及配合要求,检查输血同意书 核对方式:双人核对(操作人持输液单逐项诵读,核对人持血袋复诵) 核对内容:受血者姓名、床号、住院号、血型、血液成分、用血量、血袋编号、交叉配血试验结果、血液有效期、质量
2	选择血管	血管的选择应满足治疗的需要,全血和血液制品可通过外周静脉或者中心静脉导管输入
3	建立静脉通路,首先要输注适量生理盐水	血液输注前,首先要输注适量生理盐水,确认静脉通路通畅
4	输血中核对,接血袋	严格双人核对(操作人持输液单逐项诵读,核对人持血袋复诵) 核对内容同输血前查对
5	调节滴数,<20滴/分	调节滴数,输血前15min速度宜慢,严密观察病人生命体征,询问病人有无不适
6	输血后,核对签名	严格双人核对,核对内容同输血前查对,输血单上必须双签名
7	15min后再次调节滴数	15min后根据病情、年龄及血制品的成分调节滴数
8	输血结束后用生理盐水冲管	输液结束后,先冲洗血管通路装置,清除残留在管道中的血液成分
9	用物处理	血袋标识床号、姓名、输血完成日期及时间,空血袋应低温保存24h,之后按医疗废物处理
10	观察与记录	血液输注过程中应严密观察患者局部和全身反应,若出现输血反应,根据病情进行相应处理;记录输血起始和结束时间、速度、输注量、输注是否通畅、患者主诉等;输液单收入病历中

二、输血治疗护理要点

（1）认真执行输血查对制度，每项操作前应向患者做好解释和心理护理工作，以取得患者及其亲属的同意和配合。

（2）一位护士一次只能为一位患者输血，防止差错发生。

（3）常温下 1U 全血应在 3～4h 内输完。血小板输注速度要快，以患者能耐受为准，一般 80～100 滴/分。新鲜血浆的输注速度不超过 5～10ml/min，应在溶化后 4h 内输注。凝血因子输注速度以患者能耐受为宜。输血较多时，血制品常温下放置不得超过 30min。

（4）输血器连续使用超过 4h 应更换，以减少并发症的发生。

（5）同时输注多种血液制品时，应先输血小板、冷沉淀，再输红细胞、血浆等。

（6）血袋和输液管道不能随意加温，如特殊情况血液需要加温时，只能使用医用输血输液加温器。

（7）血液内应避免加入其他药物，不可通过输血管道给药。

（8）最大限度地保护血液中各种成分的生理性。

（9）输血过程中发生阻塞时，需要更换输血器，不可挤压输血管，避免将血栓挤入血管造成栓塞。

（10）输血速度不能满足抢救需要时，可进行加压输血，但应使用专门的加压输血器或者血泵。

（11）紧急非同型相溶性输血或加压输血时，护士应全程陪护，严密观察，直到输血结束。

第三节　输血不良反应的预防与护理措施

一、定义

输血不良反应是指在输血过程中或输血后，受血者发生了用原来疾病不能解释的新的症状和体征。

二、常见输血反应的临床表现及预防和护理措施

（一）发热反应

1. 临床表现

一般发生在输血过程中或输血后2h内，患者先有发冷、寒战，继之出现高热、心悸，体温可高达38～41℃，可伴有皮肤潮红、头痛、恶心、乏力、呕吐、背痛或腿痛等，血压等一般无变化，轻者症状持续1～2h，少数严重者可出现抽搐、血压下降、呼吸困难甚至昏迷。

2. 预防和护理措施

（1）严格执行无菌操作。

（2）反应轻者，减慢输血速度；反应重者，立刻停止输血，保留静脉通路，更换输血器，用生理盐水维持通路，以备急救并及时通知医生。

（3）必要时遵医嘱给予解热镇痛药和抗过敏药。

（4）严密监测生命体征。

（5）在输血之前可给予地塞米松，防止发生发热反应或者减轻发热症状。

（二）过敏反应

1. 临床表现

轻者出现皮肤瘙痒、荨麻疹、红斑；重者可出现支气管痉挛、喉头水肿、呼吸困难、呕吐、腹泻、腹部疼痛等症状。严重者可出现血压下降等过敏性休克的症状。

2. 预防和护理措施

（1）发生轻微过敏症状应减慢输血速度，严密观察；发生严重过敏反应应立刻停止输血，通知医生，保持静脉通路，以备急救。

（2）遵医嘱给予抗过敏药物。

（3）严密监测生命体征。

（4）出现过敏性休克的病人应立即进行抢救。

（5）呼吸困难者给予吸氧，必要时协助医生行气管插管或气管切开术。

（6）将余血、输血器及病人新鲜血液标本送检。

（三）溶血反应

1. 临床表现

溶血反应通常在输入少量血液即可出现症状，并随输入量的增多而加重。病人可有头部胀痛、面部潮红、恶心、呕吐、心前区压迫感、四肢麻木、剧烈腰痛等表现，继之出现血红蛋白尿和黄疸，常伴有寒战、高热、呼吸困难、血压下降，最后出现肾衰症状。严重者可导致死亡。

2. 预防

输血前必须认真核对病人及血液制品，开始输血后的15min内，输血速度应缓慢，每分钟不能超过20滴，观察病人的反应，若异常及早停止输血。

3. 护理措施

（1）立即终止输血，保留静脉通路，皮下注射1∶1000肾上腺素0.5～1ml，安慰病人，立即通知医生，再次核对血液或者血液成分，以确定血型有无错误。

（2）将余血迅速送检验科或血库做血型检查和交叉配血试验。

（3）反应出现后的第一次尿标本，要观察记录尿色，尿量并立即送检。

（4）保护肾功能，解除血管痉挛，协助医生行双侧腰封和热敷。

（5）留置导尿管，观察尿色、尿量（测每小时尿量）。

（6）遵医嘱采取改善微循环，维持血压，碱化尿液和利尿等措施，必要时配合透析治疗。

（7）进行心电监测。

（四）心脏负荷过重

1. 临床表现

输血过程中或者输血后1h，受血者突然呼吸困难、咳嗽、咳大量泡沫痰、头痛、头胀、血压升高、表现恐惧、烦躁不安、发绀、大汗、全肺湿啰音、颈静脉怒张。少数患者出现心律失常、休克甚至短时间内死亡。

2. 预防

（1）尽量选用红细胞，避免用全血和血浆。

（2）根据病人的病情、心功能情况确定输血速度和输血量，全程输血量均匀分配，不可忽快忽慢。

（3）可能发生循环负荷过重的病人取半坐卧位输血，注意保暖。

（4）输血过程中严密观察，必要时使用利尿剂。

3. 护理措施

（1）出现症状后立即停止输血，保留静脉通路。

（2）让病人采取半坐卧位，给氧，立刻通知医生，配合医生进行抢救。

（3）安慰病人，解除其不安和焦虑。

（4）严密监测生命体征，记录液体出入量及病情变化。

（五）枸橼酸中毒

1. 临床表现

（1）低钙性神经肌肉障碍伴肌肉震颤、手足抽搐。

（2）低血压、脉压变小。

（3）出现心律失常，严重者出现心脏停搏。

2. 预防和护理措施

（1）一般输入库存血500ml后，要给予1g钙剂，通常选用葡萄糖酸钙，防止发生低血钙。

（2）出现症状后立即停止或减慢输血。

（3）遵医嘱静脉注射葡萄糖酸钙，观察钙离子水平和心电图变化，有效即可。

（六）高钾血症

1. 临床表现

机体软弱无力、肌肉瘫痪、呼吸肌瘫痪、心房或心室颤动，心室停搏致死，心电图可见异常改变。

2. 预防和护理措施

病人出现高血钾的心电图改变时，应立即停止输血，并静脉注射钙剂，必要时使用碳酸氢钠、葡萄糖和胰岛素。

参考文献

［1］罗艳丽.静脉输液治疗手册［M］.2版.北京：科学出版社，2015.

［2］姜安丽.新编护理学基础［M］.北京：人民卫生出版社，2010.

［3］穆士杰，张现清.临床输血概论［M］.西安：第四军医大学出版社，2009.

第十一章　相关并发症的预防及处理

第一节　静脉炎的预防及处理

静脉炎是由于静脉内输入浓度高、刺激性强的药物或静脉中长期放置刺激性较大的塑料导管引起的局部静脉化学性反应。静脉炎是静脉输液治疗最常见的并发症，有时甚至可发展为深静脉栓塞、败血症等严重并发症。静脉炎的发生既增加了患者痛苦，延长了住院时间，加大了医疗开支，又增加了护士工作量。因此，静脉炎的预防尤为重要。

一、发生机制

静脉炎的发生是由于末梢静脉输入 pH 值过高或过低、血浆渗透压过高或含微粒的液体刺激血管引起血小板凝聚，释放前列腺素 E，使静脉通透性增强，出现白细胞浸润等炎症改变。同时血管损伤致释放组胺，使静脉收缩，管腔变窄，血流减慢，促进炎症的进一步发展。

二、危险因素

（一）输入药物性质 pH 值和渗透压

血浆正常 pH 值为 7.35～7.45，输入偏酸或偏碱液体可干扰血管内膜正常代谢和机能而发生静脉炎。此外，血浆正常渗透压为 280～310mOsm/L，主要由晶体渗透压构成。晶体渗透压维持着细胞内外水平衡，如输入液体渗透压过高，将导致血管上皮细胞脱水发生萎缩、坏死，进而局部血小板凝集，形成血栓并释放前列腺素，使静脉壁通透性增高，静脉出现炎性改变，血管收缩、变硬。

（二）输入药物的速度

药物在短时间内大量或快速进入血管内，使血管通透性增加，超过血管本身应激能力或在血管受损处堆积，将对血管内膜产生不良刺激。研究表明，在药物溶质总量不变的情况下，尽管输入药物浓度降低，但由于液体总量增加而延长了药物在血管中存留的时间，对静脉损伤的程度反而越重。静脉损伤的程度与药物输注的速度和制剂容量均有密切关系。

（三）微粒因素

在静脉输液时，输入的不溶性微粒主要包括药物结晶和非药物微粒。这些微粒包括：开安瓿时的玻璃碎屑，橡皮塞或输液器的碎屑，或者是塑料导管的碎屑。这些融入药液中的微粒通常不能分解，不溶性微粒在血液循环的过程中刺激血管内壁，使血管壁发生改变，血管内膜受损，引起血小板的聚集、黏附而诱发静脉炎。

（四）药物毒性

抗生素、化疗药物、电解质（如氯化钾）、营养液（如脂肪乳剂、氨基酸）以及血管活性药物（如多巴胺）等，都是血管刺激性药物。其中化疗药物和抗生素的毒性作用最为显著，如短时间内大量输入血管内，超出了血管的缓冲和应激能力，或在血管受损处堆积，均可使血管内膜受刺激而发生静脉炎。

（五）个体因素

静脉炎发生与糖尿病相关，糖尿病患者静脉炎的发生率较无糖尿病患者高。感染性疾病也会增加静脉炎的发生率，因为这些患者通常使用抗生素，刺激血管内皮细胞，引起静脉炎。癌症患者化疗时药物对血管内膜化学性刺激更大，引起血管内皮损伤，再加上其营养摄入不足与消耗增加致营养不良，对血管壁损伤修复能力下降，易发生静脉炎。血管的好坏对静脉炎的发生影响很大。静脉管径越小，发生静脉炎的可能性越大。

三、静脉炎的分级和临床分型

按INS的标准，静脉炎分五级：

（1）0级：没有症状。

（2）1级：输液部位发红，有或不伴疼痛。

（3）2级：输液部位疼痛伴有发红和（或）水肿。

（4）3级：输液部位疼痛伴有发红和（或）水肿，条索样物形成，可触摸到条索状的静脉。

（5）4级：输液部位疼痛伴有发红和（或）水肿，条索样物形成，可触摸到条索状的静脉>2.5cm，有脓液渗出。

临床可分为4种类型：

（1）红肿型：沿静脉走行皮肤红肿、疼痛、触痛。

（2）硬结型：沿给药静脉局部疼痛、触痛、静脉变硬，触之有条索状感。

（3）坏死型：沿血管周围有较大范围肿胀形成瘀斑至皮肌层。

（4）闭锁型：静脉不通，逐步形成机化。

四、预防及处理

（一）合理选择血管

尽量选择弹性好、管径相对较粗、回流通畅、易于穿刺的血管，避免选用硬化、受损、感染的血管，注意避开静脉窦。乳腺癌术侧上肢静脉禁用，因术侧腋窝淋巴结摘除，使血液回流受影响，药物滞留于静脉时间延长，易致静脉炎及出现渗漏。尽量避免选择下肢静脉置留置针，如特殊情况下或者病情需要在下肢输液时，可抬高下肢20°～30°，加快血液回流，缩短药物在下肢的留置时间，减轻其对下肢的刺激。

（二）正确选择输液器具

精细过滤输液器能降低注射引起静脉炎的发生率。在不影响患者治疗的情况下，尽量选择小号穿刺针，可减轻机械性损伤，减少静脉炎发生。如果输液时间较长，应选择静脉留置针。护士应每天评估检查穿刺部位，如果出现局部静脉炎表现时立即更换输液部位，并查找原因。

3.严格无菌操作

避免操作中局部消毒不严格或者污染穿刺针头。提高穿刺技术水平，尽量一次穿刺成功。穿刺成功后要加强固定，防止针头在静脉内摆动损伤内膜而诱发静脉炎。对长期静脉注射者应有计划地更换输液部位，注意保护静脉血管。

（三）合理安排输液顺序及控制滴速

根据药物的性质及病情调节输液速度，合理安排输液顺序。一般是先输入高渗液或刺激性较强的药物，后输入等渗液或刺激性较小的药物；输入化疗药物、血液制品前后用生理盐水冲管，以减少有形成分的附着，避免损害性药物残留血管内造成损伤。输入刺激性药物的浓度要适宜，且输入的速度要均匀缓慢，因药物浓度过高或者输液速度过快易刺激血管引起静脉炎。此外，有些液体可进行适当的加温，减轻药液对血管壁的刺激，降低静脉炎的发生。

（四）药物防治

研究证实，输入化疗药前，西咪替丁和地塞米松能预防化疗药物所致的静脉炎，因地塞米松有直接保护血管内皮细胞，抑制炎症细胞的作用。另外，研究表明，开始注射化疗药时，沿注射部位上方静脉走向持续湿敷33%硫酸镁纱条、复方红花酊、芦荟、新鲜马铃薯薄片等会对静脉炎的防治起到较好的疗效。

第二节　药物渗出与外渗

一、定义

药物渗出是指由于输液管理疏忽造成的非腐蚀性药物或溶液进入周围组织。药物外渗是指由于输液管理疏忽造成的腐蚀性药物或溶液进入周围组织。

二、危险因素

（一）血管因素

主要指血管的弹性、脆性、充盈度及营养状况。年老体弱患者由于血管硬化、营养不良，可致血管脆性变大，管腔变细，血流速度变慢。病理上如并发上腔静脉压迫综合征或由于腋窝淋巴结清扫术后，造成淋巴回流受阻，引起上游血管阻力增加，肢体肿胀，容易造成药液外渗，引起局部组织化学性炎症及坏死。肿瘤患者长期输液、反复大剂量化疗、经常采集血标本对血管内膜有不同程度损伤，使血管壁变薄，血管脆性增加，弹性下降。

（二）药液因素

药物经静脉输入后，会对血管产生刺激性，这种情况是导致药物外渗的重要原因之一。长期输入高浓度药物，使静脉内膜发生炎症，通透性增加，药物外渗引起局部皮肤及组织炎症。

（三）技术因素

穿刺针的斜面未完全进入血管内，药液顺针头孔向血管外渗；穿刺时刺破血管对侧，药液沿对侧血管向外渗；对同一部位反复穿刺、止血带结扎过紧、时间过长都可能造成对血管的损伤；穿刺成功后，针柄固定不牢靠，随肢体的活动，针尖滑出血管外；用力推注化疗药液或推注速度过快，拔除针头后局部按压时间短，血管内药液从针眼外渗；躁动不合作的患者，针头移位或脱出，使药液外渗。

（四）个体因素

主要包括患者的病情、年龄、配合度、血管营养状况及其解剖因素和舒缩状态等，这些都是导致药物外渗的常见因素。个别患者是特异体质，对药物发生局部过敏反应，通透性增加，渗漏明显。

（五）护士因素

护士工作中缺乏责任心，未及时巡视患者输液情况；技术不够娴熟，造成血管机械性损伤；对患者的相关健康宣教不到位等。

（六）患者活动

由于化疗药物的不良反应如恶心、呕吐，或者进食、大小便，或者患者不配合，都增加了患者活动的机会，针头易滑出血管外，引起外渗；患者没有按正确的方法移动输液肢体，导致针尖穿破血管。

（七）健康教育落实不到位

患者及家属相关输液知识宣教不足，使患者思想上未重视，没有认识药物外渗后产生的严重后果。

（八）其他因素

环境温度过低致血管收缩，穿刺困难等。

三、渗出的分级

按照INS的标准，渗出分五级：

（1）0级：没有症状。

（2）1级：皮肤发白，水肿范围的最大处直径<2.5cm，皮肤发凉，伴有或不伴有疼痛。

（3）2级：皮肤发白，水肿范围的最大处直径为2.5cm～15cm，皮肤发凉，伴有或不伴有疼痛。

（4）3级：皮肤发白，半透明状，水肿范围的最大处直径>15cm，皮肤发凉，轻到中等程度疼痛。

（5）4级：皮肤发白，半透明状，皮肤紧绷，有渗出；可凹陷性水肿，皮肤变色，有瘀伤、肿胀，水肿范围的最大处直径>15cm，循环障碍，中度到重度程度疼痛，有刺激性、腐蚀性液体渗出。

四、预防和处理

（一）静脉选择

一般选择粗直、弹性好、不易滑动易固定的静脉，避开静脉瓣。对于使用刺激性大、渗透压大、浓度大、酸碱度大的药物引起血管通透性改变的患者，护士应注意保护血管，例如选择粗直的大血管进行穿刺，长期输液者要有计划地使用静脉，一般由肢体远端到近端，从小静脉到大静脉，交替更换使用静脉。避免使用血液循环差或有病变的部位，尽量避免在同一部位反复穿刺，因反复穿刺会加重凝血而且破坏血管，使血管弹性减退，输液时很容易渗出。患儿和意识障碍、病危、躁动的病人，尽量使用静脉留置针，因留置针导管柔软，不易损伤血管，轻微活动不会造成渗漏。尽量避免掌侧穿刺及关节处穿刺，因掌侧神经分布丰富，疼痛敏感性强，关节处穿刺稍有不慎，容易刺破血管而发生局部药液渗漏，增加病人痛苦。

（二）提高静脉输液技术

熟练掌握输液穿刺技术，加强无菌观念，能够避免和减少静脉输液药物外渗的发生。根据病情、药物的性能特点和血管情况选择合适型号的静脉穿刺针头。良好的静脉血管充盈度是保证一针见血的关键，对长期输液且血管条件差的病人，可局部涂血管扩张剂，如1%硝酸甘油、2%利多卡因和阿托品，能迅速扩张表浅小静脉。创伤性和失血性休克患者以及小儿腹泻导致循环差，静脉塌陷，难穿刺的患者，均主张配合热敷法，有助于提高穿刺的成功率；输注刺激性较强的药物如抗癌药物，在静脉输注前局部涂硝酸甘油缓解剂，可减少药物渗出，穿刺前用注射器抽吸少量生理盐水接输液针头，穿刺后确认在血管内并固定好后方可接化疗药。用胶布正确固定穿刺针，避免因固定不牢而导致针头移位或脱出使药液外渗。

（三）做好输液宣教工作

告知患者输液的相关事项和药物渗漏的相关知识，提高患者对输液的认识和观察静脉药液外渗发生的意识。血管硬化、营养不良等患者在输液前后应指导患者及家属对血管进行维护（如给予按摩、热敷、涂血管软化剂等）。对于不合作的患者，要告知患者及家属药液渗漏的后果，取得患者及家属的配合，建议患者24h留陪员，必要时给予约束带约束。加强患者输液注意事项指导，嘱咐患者输液过程尽量减少活动，尤其是输液侧肢体，指导患者正确搬动输液肢体的方法；指导患者及家属自我观察，如发现输液滴速明显减慢，注射部位肿胀、疼痛、有烧灼感，应及时告知护理人员。

（四）加强输液巡视管理，增强责任心

输液后15min内要巡查输液情况，以后视病情30～60min巡查1次，输液架上挂上输液巡视登记卡，记录每次巡查输液的情况，并进行床头交接班，警惕药物外渗。

（五）采用正确的拔针按压方法

输液完毕，关闭调节器，防止在拔针过程中药液漏入皮下，在针尖即将离开皮肤的瞬间，迅速用棉签沿血管走行，纵向按压穿刺点及其上方，时间3～5min，切勿揉搓穿刺部位，按压力度适中。如静脉输入化疗药物，若用留置针只需用5ml加有肝素的盐水封管即可，若用一次性头皮针，在拔针前要用注射器抽吸少量生理盐水接输液针注入再行拔针，以免在拔针时化疗药液随针漏出血管外，按压针眼，避免药液在皮下凝积而发生坏死。

第三节　输液反应的预防与处理

一、发热反应

（一）原因

输入致热物质（致热原、死菌、游离的菌体蛋白、药物成分不纯等），多由于输液瓶（袋）清洁灭菌不彻底，输入的溶液或者药物制品不纯，消毒保存不良，输液器消毒不严格或被污染，输液过程中未能严格执行无菌操作所致。

（二）临床表现

多发生于输液后数分钟至1h。患者表现为发冷、寒战和高热。轻者体温在38℃左右，停止输液后数小时可自行恢复正常；严重者起初寒战，继之高热，体温可达41℃，并伴有头痛、恶心、呕吐等全身症状，甚至可出现昏迷、血压下降、休克等症状而至死亡。

（三）危险因素

（1）药物因素：药品在生产过程中可能被微生物污染、药品不纯或包装简陋，在装卸、运输过程中发生碰撞致破损、漏气而造成热源污染。

（2）输液器具因素：现在临床所用的输液器及注射器均为一次性塑料制品，而塑料管中未塑化的高分子异物可因生产环境未达到灭菌要求，生产的产品包装简陋、密闭不严、漏气、超过使用期限等。

（3）联合用药时配伍不当：加药后发生物理、化学反应使配制后的溶液产生结晶、混浊或 pH 值发生改变。药物的溶解度、酸碱度、放置时间及温度条件均是影响配伍后药液质量的重要因素。

（4）输液环境因素：在进行输液准备时，治疗室及病房环境的清洁状态和空气的洁净程度对输液质量有直接影响。加药时，环境空气消毒不严，人员走动频繁，可将空气中的细菌和尘粒带入药液而造成污染。

（5）无菌观念差：护理人员在进行输液操作时，未戴口罩、帽子，不注意洗手，未执行一人一针配药；安瓿的切割、消毒方法不当，造成玻璃微粒污染；加药时使用过大针头或针头呈垂直方向刺入而将胶塞微粒带入，或多次穿刺瓶盖加药；穿刺部位碘伏未干时进行穿刺；手部多次触及注射器活塞；碘伏、酒精浓度过低或消毒剂本身被细菌污染；穿刺部位消毒不严，反复穿刺；使用开启或稀释时间过长的输液用具或药液。

（6）输液速度：如果静脉滴注速度过快，短时间内输入过量液体，还可导致药物的血药浓度升高过快，输入的热原总量过大，当其超过一定量时，即可发生热原反应。输液时间过长，输液终端滤器和进针空气过滤装置被微生物污染的概率增加，也易发生输液反应。

（四）预防

（1）严把药品、输液器具的质量关。用药前要仔细检查药物是否过期，瓶口有无松动，瓶身有无裂缝，药液是否混浊。

（2）输液器具使用前认真查看有效期，包装袋有无破损，有无漏气现象。

（3）安全用药。要求护士熟悉各种药物的配伍禁忌，药品配制后要注意观察药液是否混浊、变色、沉淀；配制粉剂药品要充分摇匀，使药物完全溶解并注意询问患者有无过敏史。

（4）输液环境应清洁卫生。定期对治疗室进行有效的消毒，病室在输液操作前半小时不得扫地、扫床，以减少空气污染的机会。

（5）严格执行无菌技术。静脉输液做到现用现配；瓶塞、皮肤穿刺部位彻底消毒；配药时减少针头插入瓶塞的次数；尽量做到静脉穿刺一次成功，重复穿刺时要更换针头。

（6）输液时，充分考虑患者的年龄、病情、身体情况，询问有无过敏。输液过程中，多巡视，注意输液速度，防止过快。要密切观察患者的反应，及时纠正患者或家属的错误行为，尽早发现输液反应并及时处理。

（五）处理

（1）反应轻者，立即减慢滴速，通知医生，同时注意观察体温变化。

（2）反应重者，立即停止输液，更换液体及输液器，并保留剩余液体及输液器具以备药检，查找反应原因。

（3）对高热患者给予物理降温，观察生命体征，必要时遵医嘱给予抗过敏药物或激素治疗。

（4）对呼吸困难者给予氧气吸入，并保持呼吸道通畅。

二、过敏反应

（一）定义

过敏反应也叫超敏反应或变态反应，是指机体对某些抗原初次应答产生抗体，再次接受相同抗原刺激时，产生抗原抗体反应而发生的一种以机体生理功能紊乱或组织细胞损伤为主的特异性免疫应答。

（二）发生机制

静脉输液引起的过敏反应多以Ⅰ型变态反应居多，少数表现为Ⅱ型、Ⅲ型或Ⅳ型变态反应。以Ⅰ型变态反应为例，它是由致敏原（药物）刺激机体产生IgE抗体，使机体处于致敏状态。当机体再次接触相同致敏原时，吸附在肥大细胞与嗜酸粒细胞表面的IgE抗体与相应的致敏原结合，引起肥大细胞脱颗粒，释放出组胺等过敏介质，过敏介质释放的数量和范围不同可导致轻重不同的临床症状。

（三）临床表现

Ⅰ型变态反应典型表现是荨麻疹、支气管哮喘、血管性水肿、过敏性休克，其中，过敏性休克是最危险的过敏反应，发作迅速，50%发生于给药后5 min以内，抢救不及时可有生命危险，患者同时可出现呼吸道梗阻表现，如喉头水肿和支气管痉挛；循环衰竭表现，如四肢冰冷、血压下降；中枢神经系统缺氧表现，如头痛、烦躁，甚至意识障碍等。

（四）预防

（1）给药前仔细询问患者过敏史，对有过敏史患者禁止使用过敏类药物。

（2）遵医嘱进行过敏性试验，结果阴性者方可用药。

（3）输液过程中严密观察患者有无过敏反应的先兆。

（五）处理

以输液引起的Ⅰ型变态反应为例，反应轻者用抗组胺药物或激素治疗后能迅速好转，严重过敏尤其是过敏性休克的患者应立即按以下方法进行抢救：

（1）立即停用引起过敏反应的药物，并立即给予1∶1000肾上腺素0.5ml肌内注射或加入5%葡萄糖注射液稀释10倍缓慢静脉注射，若未缓解，可于15～30 min后重复给药至病情缓解。

（2）应用肾上腺皮质激素，如给予氢化可的松100～200 mg或地塞米松5～10 mg加入到5%葡萄糖注射液40ml静脉注射，必要时，1～3h后重复注射。

（3）扩容、给予血管活性药：间羟胺50～100 mg加入5%葡萄糖注射液500ml中静脉滴注，必要时可与多巴胺合用，并辅以抗组胺药或葡萄糖酸钙等药物治疗。保持患者呼吸道通畅，吸氧，必要时应行气管插管做人工呼吸等。

三、空气栓塞

（一）定义

空气栓塞是气体随液体进入人体静脉系统循环至右心，阻塞右心室肺动脉口，妨碍血流进入肺内，反射性引起冠状动脉痉挛，导致急性心力衰竭，患者出现休克样反应。

（二）临床表现

少量空气随血液进入肺组织后会溶解，不引起严重后果，偶尔部分空气经肺循环进入肺动脉造成脑栓塞，引起患者抽搐和昏迷。持续输入大量空气的主要症状是患者突然出现胸闷、气促、发绀、胸骨和后背部疼痛、血氧饱和度下降并伴有濒死感。听诊心前区可闻及响亮的、持续的"水泡声"。心电图呈现心肌缺血和急性肺源性心脏病变。

（三）危险因素

（1）输液导管内的空气未排净；输液管连接不紧，有漏缝，导管漏气。

（2）拔除沿上腔静脉深静脉导管，拔管后穿刺点未加压包扎。

（3）加压输液、输血及输液时无人看守导致液体输完未及时换药或拔针使空气进入静脉。

（4）导管脱落或接头脱落，腔静脉血流快速回心，空气随导管进入。

（四）预防

（1）输液前应对输液器的气密性进行严格检查，排尽导管内的空气，查看各个接头是否紧密可靠。

（2）将瓶塞穿刺器完全插入输液瓶进行排气，排气时，墨菲氏滴管内液面不低于三分之一。

（3）输液过程中加强巡视，及时更换输液瓶或拔针。

（4）加压输液时必须专人护理，上胸部深静脉留置针的封闭帽要固定可靠，告诫患者避免剧烈变换体位，防止导管脱落。

（5）深静脉导管拔管后必须加压包扎。

（五）处理

（1）立即夹闭导管近心端的破损处或泄露处。

（2）出现上述症状应立即停止输液，将患者置于左侧卧位，头低足高位，通知医生积极配合抢救，给予患者心理护理。

（3）给予高流量吸氧，严密观察病情变化，如有异常及时对症处理。

四、循环负荷过重

（一）发生机制

循环负荷过重反应是由于短时间内输入液体过多、过快，输液速度超过患者的耐受程度使循环血量急剧增加，心脏负担过重发生的急性肺水肿。主要由于血管内液体过量改变了肺内压力，电解质和血浆蛋白得以稀释使渗透压降低，水分渗透到组织间隙致肺间质水肿，各脏器组织间水肿致心肺负荷过重。

（二）原因分析

（1）由于滴速过快，在短期内输入过多液体使循环血容量急剧增加，心脏负担过重所致。

（2）患者原有心肺功能不良，急性左心衰竭多见。

（三）临床表现

患者突然感到心慌气急、呼吸困难、发绀、大汗、咳嗽、咳粉红色泡沫样痰、烦躁不安、被迫卧位、脉搏细弱无力、四肢厥冷，严重时痰液可从口腔、鼻腔涌出，可诱发心力衰竭而死亡。听诊肺部湿啰音，心率快而且节律不齐。

（四）预防

输液过程中密切观察患者情况，注意控制输液滴速和容量，尤其对心脏病患者、老年和儿童更要谨慎。

（五）处理

（1）当出现症状时，应立即停止输液并迅速通知医生进行紧急处理，如果病情允许，让患者取端坐位，两腿下垂，以减少下肢静脉回流，减轻心脏负担。

（2）遵医嘱给予扩血管、平喘、强心、利尿、镇静等药物。

（3）高流量氧气吸入（6～8L/min），提高肺泡内压力，并将湿化瓶内水换成20%～30%酒精湿化后吸入，减小肺泡张力，改善低氧血症。

（4）减轻心脏负荷，必要时对患者进行四肢轮扎。止血带应每隔5～10min轮流放松一个肢体，可有效地减少回心血量，待症状缓解后，止血带应逐渐解除。

（5）病情严重者给予面罩加压给氧或采用无气管插管的通气支持，包括持续气道正压通气或无创性正压机械通气，必要时给予气管插管，呼吸机辅助通气。保证血氧饱和度维持在 95% 以上，防止出现多脏器功能障碍。

（6）安慰患者，解除紧张情绪。

参考文献

[1] 鲍冠君，冯莺，俞琦.静脉炎防治的研究进展［J］.解放军护理杂志，2012，29（1013）：36-39.

[2] 宋向阳，李武平，王宇，等.兔耳缘静脉化疗性静脉炎动物模型建构初探［J］.护理研究，2006，20（12A）：3123-3125.

[3] 章飞飞，韦义萍，高文，等.不同给药方式对长春新碱致化疗性静脉炎影响的实验研究［J］.护理研究，2011，25（4A）：856-858.

[4] 司继刚.静脉输液引起的不良反应解析及对策［J］.中国药物评价，2014，31（1）：42-45.

[5] 曹有美.抢救尿激酶致过敏性休克1例［J］.浙江临床医学，2013，15（4）：549.

[6] 黄美侠.常见输液反应原因分析及护理对策［J］.黑龙江医药，2012，25（5）：779-780.

[7] 贺连香.静脉治疗护理操作技术与管理［M］.长沙：中南大学出版社，2014.

第十二章　静脉输液治疗并发症
典型案例分析

第一节　PICC开口处破裂导致
药物渗出的病例分析

一、基本资料

患者：男，40岁，腹膜间皮瘤，2016年1月8日入院。入科后观察患者消瘦明显，腹部膨隆、移动性浊音阳性，生命体征在正常范围内。给予营养支持、腹腔引流，各项指标达标后进行PP方案治疗（卡铂400mg加入生理盐水500ml，培美曲塞1g加入生理盐水100ml静脉输入）。患者左臂贵要静脉留置一PICC，维护手册显示患者入院前一周在外院经B超引导下留置巴德三向瓣膜侧开口导管，型号5Fr；放射检查示导管尖端位置在第六胸椎下缘，液体输入正常。1月27日当日液体输完后，患者置管侧前臂及手掌出现无痛性肿胀，经放射检查确认导管尖端位置正常后给予患肢抬高，28日缓解。2月1日患者输液后再次在导管穿刺点下方出现无痛性肿胀，肘关节下垂处尤为明显，触摸有波动感，导管通畅，可抽出回血，B超检查排除血栓形成；局部皮温及肤色正常、体温正常，穿刺点无分泌物，排除感染可能。综合考虑后拔出导管，经检查，距导管尖端1cm开口处下沿出现纵向破裂，长约2mm。拔管后第二天患者手臂消肿，无其他不良反应。

二、原因分析

（1）导管材质或制作流程存在问题，在留置过程中因反复输液，局部承受液体压力和冲、封管时推注压力而导致破裂。

（2）置管过程中送管时可能因送管不畅将导管撤回重新送管，如沿置管鞘回撤导管，导管可能被置管鞘损伤，肉眼很难发现，后期由于血流和液体的压力，可导致导管破裂。

（3）护士维护手法不规范，可能在冲管过程中存在暴力冲管的现象，压力过大导致导管沿开口处破裂。

三、处理措施

（1）在无菌条件下拔除导管，观察导管的完整性。

（2）抬高患肢，局部涂抹三黄膏并观察效果。

（3）注意观察患者有无胸痛、气短等临床表现，必要时给予心电监护。

四、效果评价

拔除导管后肢体肿胀逐渐消除，无不良反应。

五、讨论

导管破损可分为体内与体外，如果未及时处理可发生导管断裂。断裂的导管可随血液回流进入体循环形成导管栓塞，严重时导致心肌穿孔或坏死、心肌梗死、心脏瓣膜穿孔、心律失常、心脏骤停及栓塞部位感染。

预防方法：

（1）置管前严格遵守操作规程，用生理盐水预冲导管，检查导管的完整性；置管时注意避免尖锐物品损伤导管，穿刺针或穿刺鞘仍在血管内时，绝不可用力回拉导管或导丝。

（2）正确冲管：冲洗导管时使用专用导管冲洗器，如没有专用导管冲洗器则至少使用10ml以上的注射器。冲洗导管时如遇有阻力，切不可暴力冲管，应分析原因，妥善处理。

（3）正确摆放固定导管，避免导管扭曲打折，使用透明贴膜固定导管，便于观察外露导管的完整性。

（4）对非耐高压导管应进行醒目标识，避免高压注射。

（5）做好健康教育，告知导管护理注意事项，强调患者妥善保护外露导管，避免尖锐物品刺伤导管；发现导管异常时及时到医院就诊。

第二节　输液港药液外渗的病例分析

一、基本资料

患者：女，40岁，胰腺癌患者。2015年9月23日患者行胰腺十二指肠切除术，同年12月7日起行替吉奥＋吉西他滨（第1、8天）方案全身化疗，目前已进行了五个周期。患者外院首次化疗时留置静脉输液港，自第二周期入院治疗，前三个治疗周期液体均输入顺利，无不良反应。2016年2月15日再次入院行第四个周期治疗，治疗第六天输入0.9%氯化钠500ml内加入榄香烯0.6g后，患者输液港基座处皮肤局部出现2cm×4cm红肿伴烧灼感，随后立即停止输液港输液并局部涂抹喜疗妥，剩余药液通过浅静脉输入。治疗第八天局部皮肤症状消退，当日化疗药物仍通过输液港输入，无异常，告知注意事项后安全出院。3月7日患者例行第五次治疗，评估输液港基座处皮肤正常，X片显示导管位置正常后行第一天化疗，无不良反应，第二天起输入辅助药物，输入均顺利安全，但第五天液体输完后再次出现相同情况，局部皮肤出现3cm×6cm的条索状红肿伴皮温升高，疼痛感明显。评估患者患侧肩部、颈部及上肢无水肿、疼痛感，液体输入速度正常，针眼处未见外渗液体。再次停止输液港输液，浅静脉置管完成剩余治疗。局部涂抹喜疗妥、金黄膏，一周后恢复。

二、原因分析

（1）护士未按操作规范进行操作，造成穿刺隔膜损坏，导致部分药液渗入皮下。

（2）使用的无损伤蝶翼针型号与基座不符，穿刺针过短无法到达输液港基座，导致药液渗入皮下。

（3）无损伤针固定松脱造成渗出。

（4）导管破损。

三、处理

（1）停止输液港输液，局部皮肤涂抹喜疗妥或金黄膏每天3次。

（2）再次输液时严格按规范要求，选用规格合适的无损伤针，正确穿刺输液港。

（3）妥善固定穿刺针和输液装置。

（4）拍X光片观察导管是否完好，必要时低压造影检查导管是否破损。

四、效果

局部皮肤恢复正常，红肿热痛症状及疼痛感消失。

五、讨论

植入性输液港（简称Port），是一种可以完全置入体内的闭合静脉输液系统，是中心静脉血管通路器材，特别为需要长期及重复输注药物的病人设计。与其他输液途径相比因其完全埋于皮下，并发症的发生率低。但是，如果维护不当，可引起相关并发症，甚至给病人带来二次手术的痛苦。

预防方法：

（1）建立维护人员准入资质，经过专业培训和考核后方可获得资质。

（2）应用规范的无损伤蝶翼针，选择好合适的型号。

（3）严禁高压输液，冲管时应用导管冲洗器或大于等于10ml的注射器，严禁暴力冲管。

（4）无损伤针首次穿刺或拔除时均应避免连接刺激性药物，以免部分药液漏入皮下造成局部皮肤反应。

（5）注意观察输液港基座处皮肤，如有不适，及时分析原因并处理。

第三节　输入榄香烯后患者发生
静脉炎的病例分析

一、基本资料

患者：女，49岁，乳腺癌，2015年8月10日入院。患者入院后检查提示乳腺癌骨转移，采用多西他赛联合希罗达化疗6周期的治疗方案。为治疗安全，考虑留置PICC，但患者拒绝留置，反复宣教后无效，最终在告知患者浅静脉治疗的危险性，并签署特殊用药告知书后采用BD24G浅静脉留置针进行输液。输液过程安全，无静脉并发症，安全出院。9月4日患者再次入院行第二次治疗，仍采用浅静脉留置针为静脉治疗途径。本次入院CT检查提示肝转移，给予榄香烯辅助治疗。9月5日10:00首次输入榄香烯0.6g加入5%葡萄糖液500ml中，输注过程中患者自述输入药液的血管略感疼痛，检查穿刺点无渗出，回血正常，输注完毕给予0.9%生理盐水500ml冲管，观察患者输液侧手臂无红肿等异常，但疼痛感未减轻，局部涂抹三黄膏，并拔除留置针。9月6日患者置管侧手臂沿穿刺点静脉走向出现条索状皮肤变红并伴有疼痛感，判断为化学性静脉炎2级，持续给予三黄膏涂抹局部，肢体抬高制动，直至9月8日症状逐渐缓解。

二、原因分析

（一）药物本身的毒性作用

榄香烯注射液由中药温莪术中提取，用于癌性胸腹水辅助治疗，pH值为7.2，渗透压279±3mOsm/L，血管刺激性较强。

（二）机械刺激及感染因素

在同一血管周围反复多次穿刺易导致血管周围炎症、纤维组织增生及血管内瘀血现象，硅胶管在血管内留置时间过长也容易导致血管内膜损伤引起化学炎性反应；不按时更换敷贴易使微生物侵袭而引起静脉炎，穿刺部位消毒不彻底也是引起静脉炎的重要因素。

（三）微粒因素及物理因素

引起静脉炎微粒主要来源于药液本身的结晶，输液器具，不当的配药操作环节，另外药液的温度及理化性质对血管也是一种刺激。

（四）其他

输液工具及途径选择不当。

三、处理措施

立即停止在该血管输液，并在发生静脉炎的血管表面涂抹三黄膏，每天3～4次，肢体抬高制动。

四、效果

经药物治疗后12h，患者疼痛感减轻，96h后局部皮肤反应逐步消退。

五、讨论

静脉炎是静脉输液治疗中常见的并发症之一，其发生主要是各种原因导致血管壁受损继发的炎症反应，表现为静脉局部疼痛、红肿或局部条索状，甚至出现硬结的炎性改变。主要包括机械性、化学性、细菌性和血栓性静脉炎，根据INS标准可分为5级。该病例属于化学性2级静脉炎。

预防方法：

（1）掌握药物的性质，在用药前应了解药物的毒性作用，在使用一些易诱发静脉炎的药物时，应特别注意，预防药物性静脉炎。在联合用药时，应先了解药物之间的相互作用，做到合理安全用药，防止药品不良反应的发生。

（2）充分评估，选择正确的输注方式和输液工具。对长期输注浓度较高，高渗液体，刺激性较强（pH < 5 或 > 9，渗透压 > 600mOsm/L）的药液及化疗药物时应置PICC或其他深静脉通道。因药物浓度越高，刺激性也就越大，高浓度的药物短时间内大量快速进入血管内，也是诱发静脉炎的主要原因；血管条件差的患者应早期留置PICC，避免钢针或浅静脉留置针输入化疗药物和高浓度及刺激性强的药品，必要时给予复方七叶皂苷钠凝胶局部涂抹，以保护血管。

（3）严格无菌操作，消毒部位待干后方可穿刺，避免消毒液进入血管引起化学性静脉炎。

（4）严格控制药物的浓度和输液速度。

（5）严格控制各种微粒通过静脉输液进入血循环。

第四节　PICC置管过程中发生晕厥的病例分析

一、基本资料

患者：男，28岁，无明显诱因出现乏力、头晕、活动后心慌气短。患者于2014年6月7日入院，行骨髓穿刺术确诊为急性非淋巴细胞白血病-M3，为保证化疗的正常进行，排除置管禁忌证，家属签署知情同意书后，2014年6月12日采用盲穿，经右侧贵要静脉置入4FrPICC。测量导管长度为50cm，消毒穿刺部位，铺设最大化无菌平面，开始穿刺，缓慢送入导管至14cm时，患者突然出现意识丧失，面色苍白，呼之不应，心电监护显示血压80/45mmHg、心率

55次/分，立即停止送管，按压人中，予氧气2L/min吸入，并通知医生到达现场，3min后上述症状缓解，患者大汗淋漓，饮用温开水50ml后，继续送管至所需长度，X线片检查确定导管尖端位于上腔静脉，共留置11个月，留置期间无特殊不适。

二、原因分析

（一）心理因素

在置管过程中，由于工作人员过于严肃等因素导致患者紧张。患者过度紧张、恐惧、反射性引起迷走神经兴奋，血压下降，脑供血不足。

（二）体质因素

空腹和饥饿状态下或患者血容量不足时，机体处于应激阶段，通过迷走神经反射，引起短暂的血管扩张，血压下降，脑供血不足。

（三）环境因素

气候干燥、闷热，铺设无菌台面等使患者产生不适应感。

（四）疼痛刺激

穿刺时引起疼痛，全身神经高度紧张，反射性引起广泛的小血管扩张，血压下降，脑供血不足。

三、处理措施

立即停止送管，取头低脚高位，按压人中，保持呼吸道通畅，予氧气2L/min吸入，通知医生到达现场，心电监护，做好抢救准备。

四、效果评价

暂停送管，取头低脚高位，掐人中、吸氧后患者晕厥症状消除。导管留置期间无特殊不适。

五、讨论

患者在置管期间发生晕厥，主要是由于疼痛、恐惧等各种刺激导致精神过度紧张，通过迷走神经反射，引起外周血管扩张，外周血管阻力下降，回心血量减少，因而心脏的输出量降低，血压下降，导致暂时性、广泛性脑血流量减

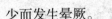

少而发生晕厥。

预防方法：

（1）穿刺前认真评估患者有无过敏史，有无晕针、晕血史。

（2）饥饿、疲劳者应在进食休息后进行穿刺。

（3）有晕针史者，按压太冲穴（第一脚趾与第二脚趾间凹陷处）是预防晕针的重要措施，此穴有降低神经兴奋性，松弛肌肉痉挛的作用，从而预防因疼痛刺激诱发的晕厥。

（4）讲解穿刺的基本流程以及铺设无菌台面的意义，取得患者的理解及配合。

（5）做好心理护理，消除患者焦虑紧张情绪，耐心解除思想顾虑，使患者愉快地接受穿刺。

（6）操作者态度和蔼，可以采用播放轻音乐等方法分散患者注意力，力争做到穿刺一次成功，使患者疼痛、紧张度降到最低。

（7）置管室保持空气流通，成人置管时温度控制在18～22℃，小儿及老年患者置管时适当调高室温至22～24℃，置管室的相对湿度以50%～60%为宜。

第五节　PICC留置期间发生导管相关性血流感染的病例分析

一、基本资料

患者：男，46岁，因"非霍奇金淋巴瘤"入院。患者入院时精神差，全身淋巴结未触及，无咳嗽咳痰，高热39.5℃。右臂带入PICC，置管维护手册显示，患者于2014年9月12日采用盲穿，经右侧贵要静脉置入4FrPICC，导管长度为50cm。出院维护主要在当地医院门诊部。主诉于5月前因颈部淋巴结肿大，行局部组织活检确诊为本病，先后行化疗6次，病情缓解，此次因化疗后在家休养期间出现高热，在当地医院予抗炎治疗效果不佳来院。查血常规示WBC为$13.84×10^9$/L；抽取血培养，结果显示阴性；观察发现，每次冲管后患者体温上升，签署知情同意书后拔除PICC，在无菌条件下，分别取导管尖端、导管中上1/3处和导管中下1/3处各5cm培养，结果显示为尖端鲁氏不动杆菌。给予抗生素治疗，患者体温逐渐恢复正常。

二、原因分析

(一) 穿刺及维护过程中无菌操作不严

细菌通过操作者双手或被污染的消毒剂在穿刺口处定植。

(二) 静脉滴注的液体或其他给药装置被污染

导管接口污染是导致导管内微生物定植的一个重要原因，尤其是留置时间长的导管。

(三) 导管表面受细菌污染

身体远处感染的微生物经血流播散到导管，在导管上黏附定植，引起CRBSI。细菌黏附在纤维蛋白鞘和（或）血栓上，产生一种"细胞外黏液"以抵御抗生素。

(四) 其他

患者免疫力低下，存在感染风险。

三、处理措施

(1) 复查血常规，结果显示：WBC 为 $13.84×10^9$/L。

(2) 抽取血培养，结果显示阴性。

(3) 观察发现，每次冲管后患者体温上升。

(4) 签署知情同意书后，拔除 PICC，在无菌条件下，分别取导管尖端、导管中上 1/3 处和导管中下 1/3 处各 1cm 培养，结果显示为尖端鲁氏不动杆菌。

(5) 给予抗生素治疗。

四、效果评价

拔除导管后，患者体温逐渐恢复正常。

五、讨论

导管相关血流感染（简称 CRBSI）是指带有血管内导管或者拔除血管内导管 48h 内的患者出现菌血症或真菌血症，并伴有发热（>38℃）、寒战或低血压等感染表现，除血管导管外没有其他明确的感染源。实验室微生物学检查显示外周静脉血培养细菌或真菌阳性；或者从导管段和外周血培养出相同种类、相同药敏结果的致病菌。

预防方法：

（1）条件允许的情况下，尽量选择肘部横纹上7～10cm处超声引导下进行穿刺。

（2）加强训练，提高一针穿刺成功率，有研究显示，经验不足的护理人员（置管操作次数小于50次的操作人员）其导致导管相关性血流感染的风险比熟练者高2倍以上。

（3）严格无菌技术操作，正确冲、封管。

（4）带管出院患者认真做好健康教育，建议到当地正规医疗机构进行导管维护。

（5）针对目前地县级医院缺乏持有PICC资质人员的实际情况，开设PICC专科护士培训班，为地县级医院及部分较偏远的卫生机构培养PICC专科护士。

（6）使用某些涂有或浸有抗菌剂或消毒剂的导管和接头。

（7）在满足治疗的条件下，应尽早拔除导管，以缩短导管的留置时间。

第六节　过敏性紫癜药物外渗的病例分析

一、基本资料

患者：男，19岁，2016年3月10日因"过敏性紫癜，消化道出血"入院，患者入院后精神差，四肢散在出血点，左前臂沿血管走向有6cm×8cm的硬结，皮温低，刺痛；右前臂沿血管走向有4cm×5cm的硬结，皮温正常，轻度疼痛，硬结中心位置有1cm×1cm大小的暗红色血泡；左下肢有3cm×3cm大小的硬结，皮温正常，轻度疼痛，硬结周围散在瘀斑。主诉一周前出现腹痛，四肢散在出血点，就诊于当地医院，输注氨基酸、氯化钾等液体，治疗效果不佳，出现便血、扎针部位疼痛等症状，为求进一步诊治来医院。静脉治疗学组会诊了解到，患者在当地医院采用钢针输液，每日输液时间超过8h，穿刺疼痛部位未行特殊处理。

二、原因分析

（一）疾病本身因素

过敏性紫癜是一种常见的全身性的微血管出血的疾病，某些物质刺激毛细血管，引起无菌性炎症反应，出现血管壁通透性增高及渗出性水肿。

（二）输液工具的选择

（1）头皮钢针输液技术适用于静脉输注刺激性小的溶液或药物；输液量少，单次输液治疗时间小于4h，输液时间小于3d。

（2）头皮钢针输液技术禁忌输注发疱剂及刺激性药物、PH < 9或 > 5的液体、胃肠外营养液、渗透压 > 600mOsm/L的液体。

（三）输液部位的选择

成人选择下肢静脉输液存在静脉血栓的风险。

（四）药物渗出后的处理

（1）发生药物渗出应立即给予处理，防止组织进一步损伤。

（2）通知医师，按临床表现及分级评估表来评判液体渗出的级别和严重性，并制定治疗方案。

三、处理措施

（1）硬结部位使用喜疗妥药膏涂抹，涂抹范围大于硬结范围，一日两次，轻轻按摩，使药物充分渗透入皮肤。

（2）硬结部位拍照，每日对比观察处理效果。

（3）向家属介绍选用CVC或PICC输液的重要性，经家属同意，选择CVC进行输液治疗。

四、效果评价

患者疼痛症状逐步缓解，药物外渗部位硬结逐步缩小。

五、讨论

（1）外周静脉血管条件差或缺乏外周静脉通路，难以维持静脉输液者，应早期选择中长期导管进行输液。

（2）过敏性紫癜等血管通透性增加的疾病，在治疗过程中应及早选择合适的输液工具。

（3）消化道出血或潜在营养不良风险，需肠外营养的患者，应预见性地选择合适的输液工具。

第七节　PICC留置期间贴膜部位过敏的病例分析

一、基本资料

患者：男，26岁，因"急性非淋巴细胞白血病"入院，患者入院后，采用盲穿经右侧贵要静脉置入4Fr单腔PICC，置管过程顺利，置管后针眼恢复好，首次更换贴膜时间为置管后24h，之后每7d更换1次贴膜，出现贴膜卷边等情况及时更换。院内换膜主要由分管责任护士完成，院外换膜主要由当地医院护士（是否有PICC资质不详）完成。所换贴膜以3M贴膜为主。置管后五个月，贴膜部位出现红斑、散在针尖大小丘疹和水疱，水疱破裂处糜烂渗液；主诉瘙痒，担心导管感染，影响治疗。安慰并鼓励患者，每日专人换药，无菌纱布敷料妥善固定导管，一周后，过敏部位皮肤基本恢复正常，保留导管，保证治疗正常进行。

二、原因分析

PICC置管后皮肤过敏反应主要发生在置管早中期，过敏范围多见于贴膜以内和贴膜周边。据其不同的原因可分为变态反应性皮炎和刺激性皮炎，两者往往同时存在。

（1）过敏体质患者容易发生PICC贴膜过敏，过敏一般发生在置管早期。

（2）炎热的夏季患者易出汗，汗液积聚在敷料下，皮肤潮湿，如果维护不及时，会增加贴膜下皮肤过敏反应的概率；而冬季由于毛孔收缩，皮肤干燥，皮屑增多，同样增加了患者皮肤过敏的概率。

（3）3M透明贴膜虽然有其弹性好，黏性大，透明易于观察且价格便宜的优点，但透气性能差，几乎无吸收的功能，可使部分不过敏患者皮肤处于应激状态，发生局部皮肤过敏反应。

（4）消毒剂、医用胶布或人为物理因素损伤也是导致贴膜部位皮肤过敏的主要原因。

三、处理措施

处理原则是确定过敏源，去除过敏因素，给予局部的对症处理，抗过敏治疗。

（1）确定过敏源，如导管、消毒剂、贴膜、胶布、天气等因素均可以成为过敏源，去除病因并避免再次接触。

（2）严格遵守无菌操作原则，消毒、铺巾，建立最大化无菌屏障，以穿刺点为中心消毒皮肤，直径≥20cm，自然待干后穿刺。

（3）穿刺一次成功，避免反复穿刺造成穿刺部位皮肤损伤过大，减少感染概率。

（4）正确更换敷料。

（5）早期发现、及时干预。PICC置管后的皮肤过敏反应并不可怕，关键是要及时发现和处理。

（6）局部治疗。根据皮损情况适当选择外用型药物，用药前先用无菌生理盐水清洁局部皮肤，用药时应避开PICC穿刺点。

（7）全身治疗。必要时可根据医嘱给予抗组胺类药物，糖皮质激素用于皮损严重或泛发的患者。

四、效果评价

积极地护理干预后，过敏症状缓解，保留导管，保证治疗顺利进行。

五、讨论

（1）由于换膜时消毒液的化学刺激和清洗擦拭时引起的物理刺激，以及部分患者皮肤对敷贴上的粘胶过敏且皮肤在没长好表皮前就被撕除，失去了皮肤的保护功能易出现局部皮肤潮红、瘙痒、湿疹样小水疱甚至破裂。在更换贴膜时应注意：操作前护士应洗手、戴口罩；消毒过程中，棉签应该沿一个方向进行，切忌来回消毒；消毒完毕待干过程中禁用手或其他物品扇动，以免破坏无菌状态。按照此更换贴膜的程序每7d更换1次。

（2）撕除和粘贴敷料的手法是防止人为物理因素导致贴膜部位皮肤损伤的主要方法。正确撕除和粘贴敷料可有效地保护皮肤的完整性。撕除敷料时用胶带粘起敷料一边，按或顺着毛发生长方向"零角度"撕除贴膜，减少对表皮的过度牵拉。粘贴敷料时，敷料中央对准穿刺点，待消毒液完全干燥后用单手或双手持膜无张力垂放，避免张力过高，沿着导管的方向轻捏塑性，抚压整块敷料，然后撕去敷料边框，按压边缘使敷料与皮肤完全黏合，粘贴过程中注意保持贴膜区域无菌敷料中间无气泡。

第八节　输液期间PICC堵塞的病例分析

一、基本资料

患者：女，48岁，诊断为左侧乳腺癌，经病理检查确诊后给予新辅助化疗AC-T方案6次。患者于2015年10月26日在严格无菌操作下行右侧上肢贵要静脉PICC置管术，选用单腔尖端开口式耐高压导管，型号4Fr，置管过程顺利，经X线拍片确定导管尖端位于第6胸骨上缘，术后评估导管功能良好，顺利完成2次化疗。2016年1月24日以"乳腺癌新辅助化疗"收住入院，评估导管无异常，常规给予第三次AC方案化疗，次日进行止吐药物、营养心肌、保肝等辅助液体治疗。患者化疗期间胃肠道反应三级，精神食欲差，活动无耐力。1月28日下午17：00输液完毕后，常规用10U/ml肝素盐水脉冲式正压封管，次日晨9：00出现抽吸无回血、推注生理盐水有阻力，判断为导管堵塞。

二、原因分析

（一）患者因素

（1）肿瘤患者血液处于高凝状态。

（2）患者穿刺肢体活动过度或摆放姿势不合理等。

（3）因化疗药物的不良反应，患者活动力下降，卧床时间较长，血液循环差，血流减慢，易造成导管堵塞。

（二）护士因素

（1）输液完毕后管道冲洗不彻底。

（2）封管手法不规范，未达到正压封管的目的。

三、处理措施

（1）使用1：5000尿激酶连接三通管进行溶栓。利用回抽后的负压吸入配制好的尿激酶，指导患者下床活动，3h后进行回抽，抽出回血后，再使用生理盐水20ml进行脉冲式冲管，肝素盐水3～5ml正压封管。

（2）对患者再次进行置管术后宣教，指导合理舒适体位。

（3）鼓励患者多饮水，适当下床活动，促进血液循环。

四、效果评价

经尿激酶溶解后，导管通畅，顺利完成治疗。

五、讨论

导管堵塞是中心静脉置管常见的并发症之一，其发生率可高达21.3%。PICC堵塞既可造成非正常拔管增加，又会增加患者的躯体痛苦和经济负担，所以需要在日常护理和宣教中予以高度重视。导管堵塞可分为血栓性堵塞和非血栓性堵塞两种，在临床护理中应针对不同的因素进行预防。

预防措施：

（1）封管时确保封管液剂量准确，成人应用10ml生理盐水进行脉冲式冲管后，再用配置成10U/ml的肝素钠溶液3～5ml进行正压封管。

（2）封管手法应严格按照脉冲正压封管，使用普通肝素帽者进行封管时，10ml注射器针头进入不宜过深，封管液须匀速推注，防止退针时达不到正压效果。

（3）注意药物配伍禁忌，在输注高浓度液体及腐蚀性药物前后使用生理盐水20ml进行冲管，防止药物颗粒沉淀于导管腔内，引起导管堵塞。

（4）指导患者保护及合理放置留置导管的肢体，防止长时间受压或长时间被动体位。

（5）化疗患者做好导管护理的持续宣教，协助患者晨起下床适量活动，嘱多饮水，促进血液循环，防止导管堵塞。

（6）加强护理人员操作技术培训，规范置管操作技术及导管维护手法。

（7）化疗间歇期需要回家在当地医院维护的患者由专人负责追踪指导。

（8）开设PICC专科护士培训班，使安全静脉输液知识普及于市、县、地区医院，培养专科护士，为患者提供安全便捷的静脉输液通路。

（9）一旦发生导管堵塞，切勿用力挤压或强行推注液体，以免发生栓体脱落，应及时查找原因，给予对症处理。

第九节　PICC带管患者院外脱管的病例分析

一、基本资料

患者：女，53岁，左侧乳腺癌改良根治术后，给予ACF方案化疗共6次。患者于2015年3月10日拟行第一次化疗，为确保用药安全，3月9日在无菌操作下行右侧上肢贵要静脉PICC置管术，选用尖端开口导管，型号4Fr，置管过程顺利，导管外露刻度"0"。X线定位，PICC尖端位于第六胸椎右缘，常规进行置管宣教，顺利完成5次化疗。第五次化疗后出院10d在家中发生PICC脱出，随入院后观察置管侧肢体无异常，PICC外露15cm，自行用纱布包裹。询问脱管原因，患者自述在家中抱小孩时不慎将管道带出。医护人员向患者讲明脱管的危害，随后在无菌操作下行PICC拔除术。

二、原因分析

（一）导管因素

导管穿刺针及穿刺鞘较粗，对皮肤周围组织和血管壁的损伤较大，PICC质地柔软而光滑，置管后导管与皮肤组织血管间有一定的间隙，外力作用下容易使导管脱出。

（二）患者因素

（1）患者文化素质偏低，接受能力差，缺乏自我保护导管的意识。

（2）患者的依从性差，对护士交代的注意事项不以为然，没有遵守执行。

（三）护理人员因素

置管后对患者常规进行握拳、热敷、带管期间注意事项等讲解，忽略了家庭因素，如抱小孩、提重物等因素。

三、处理措施

（1）向患者讲明脱管后不能再次送入的原因，取得患者理解。

（2）在无菌操作下拔除PICC，观察导管的完整性。

（3）穿刺点无菌贴膜覆盖，24h后去除贴膜。

（4）每日评估患者穿刺点有无感染迹象。

四、效果评价

PICC顺利拔除，患者未发生导管相关血流感染，穿刺点愈合好。

五、讨论

PICC脱出是指导管外露长度增加，末端位于上腔静脉以外。正常情况下，当PICC末端位于上腔静脉内的时候，导管与上腔静脉管壁平行，输注的液体可以被很快地稀释，避免了药液和血管壁的接触，减少了药液对血管内膜的损伤。如果发生PICC脱出，导管末端移至上腔静脉以外的位置，由于静脉管腔直径小直接导致血流量的减少，引起湍流，延长了药液与血管内膜的接触时间，增加了药液对血管内皮损伤的危险，因而不能输注刺激性强的药物。

预防措施：

（1）PICC置管后前7d导管容易脱出，应加强巡视，加强置管后的护理，有脱管倾向的要做好预处理，密切观察，做好交接班。

（2）置管前后做好患者及家属的健康教育，提高患者对PICC置管的认识程度和置管的依从性，提高患者的自我护理能力，告知患者PICC在整个治疗过程的作用，使其配合治疗。健康教育内容重点：指导患者活动时避免出汗，穿宽松棉质易吸汗的衣服，置管侧肢体肘、肩关节活动不宜过大，力度不宜过猛，手臂避免负重3kg以上物品；每次沐浴前应用保鲜膜包裹穿刺点上下至少10cm，以防浸湿局部，不可进行盆浴，沐浴后小心撤除保鲜膜并尽快用干毛巾擦干局部；穿脱衣服时动作应轻柔，防止意外脱管。

（3）加强对护理人员的培训，选择具有相关资质的护理人员进行置管和日常护理，掌握正确的消毒方法和敷贴技巧。正确的消毒剂有助于清除皮肤表面的污垢和油脂，有利于延长敷贴使用时间；粘贴敷料时应先对导管进行塑形后再整体抚平贴牢，避免导管与敷料之间存有空气造成粘贴不牢。

（4）正确固定导管：透明敷贴由于具有透气、不透水、粘贴牢固、有效固定时间长、更换频率比无菌纱布敷料低等特点，使用透明敷贴进行置管部位的覆盖，针对多汗患者选用特制的透明敷贴，针对过敏体质患者应用纱布衬垫导管后佩戴弹力护套固定，必要时可使用思乐扣等固定装置。

第十节　血管畸形导致 PICC 术后发生 Ⅳ 级静脉炎的病例分析

一、基本资料

患者：女，51岁，左侧乳腺癌改良根治术后10d，给予 EC-T 方案辅助化疗8次，拟于1月12日行第一次化疗。评估患者血管条件尚可，右侧上肢贵要静脉清晰可见，弹性好，适合 PICC 置管。选用耐高压尖端开口导管，型号4Fr，1月11日在严格无菌操作下行右侧贵要静脉 PICC 置管术（盲穿），置管过程顺利，X 线定位，PICC 尖端位于上腔静脉。指导患者每日做握拳运动、置管侧肢体上臂连续热敷3d，每日2次，每次30min，每日观察穿刺点及周围皮肤情况。次日行第一次化疗，输液过程顺利，患者于1月17日顺利出院，出院前评估导管及周围皮肤无异常，患者无特殊不适。患者自述回家后3d突然出现置管侧肢体肿胀、轻度疼痛、皮温略高，随后来医院就诊，门诊以 PICC 置管术后肢体肿胀收住入院。入院后医护人员观察置管侧肢体肿胀，自鹰嘴上10cm测量上臂肿胀程度较置管前增粗4cm，沿穿刺点血管走向可触及约3cm长的条索状静脉，立即给予拍片定位，提示 PICC 尖端位于上腔静脉，排除导管异位，怀疑静脉血栓形成，行单上肢动静脉彩超检查，提示右侧锁骨下静脉、腋静脉、肱静脉血栓形成可疑。为进一步明确诊断，协助治疗，请介入科人员会诊，行介入造影摄影术，术中见右侧头静脉、贵要静脉、肱静脉、锁骨下静脉及上腔静脉如常，腋静脉略细，血液回流尚可，中心静脉导管在与肱静脉及腋静脉伴行静脉内，其头端位于上腔静脉内，锁骨下静脉、腋静脉、肱静脉未见血栓形成，即考虑为机械性静脉炎（Ⅳ级）。保留 PICC，给予抬高患肢、硫酸镁湿热敷、喜疗妥沿静脉炎方向涂抹等处理后，患者自感疼痛消失，皮温恢复正常，肿胀明显缓解，于6d后恢复正常出院。

二、原因分析

（1）浅静脉盲穿，护士不了解血管整体情况。

（2）置管后给予患者功能锻炼指导，但对具体落实效果跟进不够。

三、处理措施

（1）完善检查，排除导管异位及血栓形成。

（2）抬高患肢，继续给予热敷、握拳指导。

（3）硫酸镁湿敷，每天3次。

（4）喜疗妥涂抹，每天3次。

（5）班班交接，每日评估导管情况。

四、效果评价

经过正确处理，患者已治愈。

五、讨论

（1）根据中华护理学会静脉治疗护理专业委员会制定的诊断标准来判断：0级无临床症状；Ⅰ级为输液部位发红，伴有或不伴有疼痛；Ⅱ级为输液部位局部疼痛，伴有发红或水肿；Ⅲ级为输液局部疼痛，伴有发红或水肿，有条索状物形成，可触及条索状静脉；Ⅳ级为输液部位局部疼痛，伴有发红或水肿，有条索状物形成，可触及条索状静脉，长度大于2.5cm。患者在排除血栓形成的前提下出现肢体肿胀，沿穿刺点可触及条索状静脉，长度约为3cm，诊断为静脉炎Ⅳ级。

（2）贵要静脉起于手背静脉网的尺侧，上行逐渐转至前臂的掌侧面，在肘窝处接受肘正中静脉与头静脉相交通，贵要静脉本干则沿肱二头肌内侧缘继续上行，注入腋静脉，再汇入肱静脉、锁骨下静脉，最后汇入上腔静脉、腔静脉、心脏。本例患者血管发生变异，PICC不是沿贵要静脉走向汇入腋静脉，而是进入与腋静脉伴行的另一静脉内，导管尖端最终位于上腔静脉。

（3）机械性静脉炎属无菌性炎症，是由于在PICC穿刺置管过程中，穿刺鞘和导管对静脉内膜、静脉瓣的机械性摩擦刺激，激惹静脉壁发生炎性反应所致。患者由于血管发生变异，形成较细的侧支血管，在PICC穿刺过程中对血管内膜摩擦刺激，激惹静脉壁发生静脉炎，加之该患者出院回家后担心管道脱出而限制置管肢体正常活动，也是诱发其静脉炎的原因之一。

第十一节 留置 PICC 患者发生机械性静脉炎的案例分析

一、基本资料

患者：男，62岁，2014年4月8日以"肺癌第二次静脉化疗"入院。患者入院后根据相关检查结果，结合患者实际情况决定同步放化疗，化疗方案采用培美曲塞+顺铂联合治疗。为保证治疗安全，考虑留置 PICC。排除 PICC 置管禁忌证后，医护人员向患者宣教，取得配合并签署知情同意书。2014年4月10日行 B 超引导下左上肢贵要静脉 PICC 留置术，型号为 4Fr 单腔瓣膜导管。导管置入后，胸片正位提示导管尖端平齐第六胸椎下缘。置管当日患者自感心悸等不适，观察置管侧上臂轻微肿胀，嘱患者取半卧位，抬高患肢，局部湿热敷30分/次，每天2次，症状缓解，导管持续安全使用一个月，期间导管维护均由科室护士完成。5月12日患者置管侧上臂突然出现疼痛、肿胀症状，观察体温 37.0℃，无寒战等伴随症状，行血培养化验结果正常；行患侧单上肢血管彩超，排除静脉血栓可能，考虑为机械性静脉炎。给予硫酸镁湿热敷，每次 20min、每天 4次，置管侧肢体制动，对症治疗一周后，症状未缓解，考虑拔管并向患者告知原因，拔管后 3d 肿胀症状缓解，无其他不良反应。

二、原因分析

（1）置管后健康教育不到位，导致患者活动不当。当患者活动过度时，增加了导管与血管的机械性摩擦，引起机械性静脉炎。

（2）过敏体质或导管型号选择不当。导管选择过粗或患者血管过细，患者过敏体质，则可能发生变态反应，使血管内膜受损，通透性增加，炎性细胞浸润，可出现红肿、疼痛等静脉炎表现。

三、处理措施

（1）抬高患肢并制动。

（2）硫酸镁湿热敷。

（3）应用喜疗妥、三黄膏、水胶体敷料。

（4）拔除导管。

四、效果评价

拔管后3d内继续硫酸镁湿热敷、三黄膏涂抹，抬高患肢并制动，肿胀症状缓解，无其他不良反应。

五、讨论

PICC为患者提供了一条无痛性的输液通道，且较CVC、输液港操作简单、安全、方便；但作为有创操作，其并发症也不容忽视。机械性静脉炎是PICC置管后最为常见的并发症之一，其发生率高达15.15%，常发生于穿刺后48～72h，好发于穿刺点上方8～10cm。静脉炎时由于各种机械性刺激损伤静脉壁而出现急性无菌性炎症。临床表现在穿刺点上方沿静脉走行的红、肿、热、痛，不敢活动肢体。做好PICC的维护工作，有效地减少并发症的发生；可减少患者负面思想，增加患者的治病信心。

预防方法：

（1）置管前向患者及家属详细讲解置管的方法及目的，提高患者的配合度。

（2）选择好留置血管和合适的导管。

（3）穿刺成功后穿刺部位以上肢体湿热敷，每次30min，每天3次，共3～5d。

（4）置管后，从第二天开始嘱患者加强肢体的功能锻炼，每天做握拳活动2000次，有效降低肢体肿胀。

（5）置管后可沿血管走向涂抹三黄膏或粘贴水胶体敷料。

（6）提高护士穿刺技术，避免反复穿刺造成血管损伤。

（7）做好健康教育，培训患者的自我护理能力。

第十二节　股静脉置管导致患者下肢静脉血栓的病例分析

一、基本资料

患者：男，44岁，诊断为"左侧睾丸切除术后"。2014年2月24日患者为行第二次化疗，收住入院，入院后各项指标正常，给予EP方案（依托泊苷0.1g D1-5+顺铂30mg D1-5）化疗。2月25日患者行右侧股静脉置管术，采用单腔中心静脉导管，导管型号为16G，穿刺过程顺利，液体输入正常。3月2日晨交接班时护士发现患者右侧大腿根部较左侧稍粗，皮尺以髌骨以上10cm处测量后，左右腿相差3cm；观察股静脉导管管腔内有回血，药液无法输入。行患侧单下肢血管彩超检查，发现右股静脉内充满低回声，血流信号消失，见0.6mm血栓，经疼痛介入科主任会诊后，指示立即拔除静脉导管，给予溶栓治疗。

二、原因分析

（一）药物因素

化疗药与其他药物之间使用同一管道，产生配伍禁忌，导致栓塞。

（二）患者因素

肿瘤患者属于高凝体质，血液黏稠度高，化疗期间，长时间卧床，下肢活动明显减少，血流减慢，容易形成纤维蛋白鞘，导致血栓形成。

（三）护理因素

护士操作不规范，冲、封管手法不正确及冲管不彻底；观察导管不仔细，未及时发现管腔内回血并处理。

（四）其他

多次穿刺导致局部血管内膜损伤，血栓发生率增加。

三、处理措施

拔除股静脉导管，严格卧床休息，避免肢体活动，抬高下肢20°～30°，以利于静脉回流，严禁按摩肢体，溶栓治疗。

四、效果评价

成功溶栓，无不良反应。

五、讨论

下肢深静脉血栓形成是股静脉置管术后较常见的并发症之一。其原因与血液高凝、血流滞缓和血管壁损伤有关，其临床症状表现为肢体肿胀、扩张等症状。深静脉血栓形成严重影响患者生活质量，给患者在经济、心理上都带来负担。因此，做好CVC的维护工作，有效地减少并发症的发生，多与患者沟通，可减少患者负面思想，增加患者治病信心。

预防方法：

（1）置管前，根据患者情况选择合适穿刺部位，置管者要熟悉穿刺部位局部解剖，熟练掌握操作技术，严格遵守操作规程。

（2）穿刺者应操作熟练，送管轻柔，避免反复穿刺或暴力送管造成血管壁的损伤。

（3）股静脉穿刺置管后，护士要教会患者定时进行下肢的主动或被动活动，按摩肢体；鼓励并督促患者在床上主动屈和伸下肢做跖屈背屈活动、内外翻运动和足踝环转运动。

（4）高渗液体、刺激性强的液体、化疗药尽量避免输入。

（5）按规范冲、封管，注意观察导管是否通畅，出现回血及时处理。

（6）按时测量腿围，每日1次，加强下肢静脉回流的观察。观察患者的肢体有无肿胀、下肢的颜色、温度、下肢浅静脉充盈情况和感觉，如有异常立即行下肢血管彩色多普勒检查。

（7）加强健康宣教，让患者重视下肢功能锻炼的重要意义。指导家属在输液期间给予肢体按摩并抬高置管侧肢体15°～30°，液体输完，及时下床活动，增加血液回流。

第十三章 血液系统疾病患者静脉输液临床实践

第一节 概述

血液系统疾病指原发或主要累及血液、造血器官和组织的疾病，简称血液病。血液病的种类较多，包括各类红细胞疾病、白细胞疾病以及出血性疾病。血液系统由血液和造血器官组成，主要造血器官包括骨髓、胸腺、脾和淋巴结。

一、血液系统疾病分类

(一) 红细胞疾病

1.贫血

一般可按原因、骨髓病理、红细胞系统生成过程、病理变化、血循环中成熟红细胞的大小再进一步分类。

2.红细胞增多症

主要有相对性红细胞增多症、继发性红细胞增多症、真性红细胞增多症。

(二) 白细胞疾病

1.数量改变

(1) 白细胞增多：常见其他系统疾病，例如感染、炎症、药物、中毒或过敏的表现。其他系统疾病有血液方面的改变，称为系统疾病的血液病表现。

(2) 白细胞减少：粒细胞缺乏症。

2.质量的改变

白细胞可能有功能的异常，同时伴有或不伴有形态的异常，如白血病、淋巴瘤、骨髓瘤等。

（三）出血性疾病

1.血小板数量或质量异常的疾病

主要有特发性血小板减少性紫癜、血小板功能改变的疾病。

2.血小板功能障碍性疾病

（1）凝血因子缺乏，如血友病。

（2）循环中抗凝物质过多。

（3）多种因素引起，如弥散性血管内凝血（DIC）。

（4）小血管壁异常，如过敏性紫癜。

第二节　血液系统疾病临床常用静脉治疗药物

一、常用液体

（一）葡萄糖溶液

常用溶液为5%或10%葡萄糖溶液。

（二）等渗电解质溶液

常用溶液有0.9%氯化钠、5%葡萄糖氯化钠溶液等。

（三）胶体溶液

主要有全血、少浆血、血浆、血小板悬液、20%白蛋白、右旋糖酐等。

二、常用的抗肿瘤用药

（一）传统的抗肿瘤药物

主要有顺铂、5-氟尿嘧啶、紫杉醇、吉西他滨、卡铂、博来霉素、甲氨蝶呤、环磷酰胺、阿霉素、依托泊苷、替尼泊苷、托泊替康、长春地辛、长春瑞滨、多柔比星、奥沙利铂、伊立替康、多西他赛、高三尖杉酯碱、长春新碱、羟喜树碱、米托蒽醌、异环磷酰胺、达卡巴嗪。

（二）新型抗肿瘤药物及生物治疗药物

1. 诱导分化药

主要有全反式维A酸、组蛋白去乙酰基酶抑制药、蛋白激酶抑制药、新的维A类化合物。

2. 凋亡调节药

主要有三氧化二砷。

3. 单克隆抗体

主要有非结合型单抗，如CD20单抗（利妥昔单抗、美罗华），主要与相应抗原结合引起抗体介导的细胞毒效应或激活补体，使肿瘤细胞凋亡；促进细胞内信号转导系统的改变，促进细胞凋亡；抑制肿瘤细胞增殖，促进其分化。

4. 分子靶向性药物

主要有甲磺酸伊马替尼（格列卫）属苯基氨基嘧啶类小分子化合物，可抑制ABL酪氨酸激酶活性。

5. 血管生成抑制药

主要有血管抑素、内皮抑素、沙利度胺、雷那度胺、血小板因子-4、基质金属蛋白酶抑制药、组织金属蛋白酶抑制药。

6. 生物反应调节剂

主要有细胞因子（干扰素、白介素、肿瘤坏死因子、转移因子、生长因子等）、左旋咪唑、云芝多糖、卡介苗等。

7. 耐药逆转剂

主要有钙通道阻滞药、环孢素A、谷胱甘肽转移酶、反义核酸等。

三、血液病感染的抗菌药物

（一）常用抗菌药物

1. 青霉素类抗生素

主要有青霉素（G）、普鲁卡因青霉素、苄星青霉素、苄氧甲基青霉素、甲氧西林、苯唑西林、氯唑西林、氨苄西林、阿莫西林、哌拉西林、美洛西林等。此类药物使用前必须详细询问青霉素类过敏史、其他药物过敏史及过敏性疾病史，并需要做青霉素过敏试验。

2. 头孢菌素类抗生素

主要有四代。第一代头孢菌素主要有头孢唑林、头孢噻吩、头孢拉定；第二代头孢菌素主要有头孢呋辛、头孢替安；第三代头孢菌素主要有头孢曲松、头孢他啶、头孢哌酮；第四代头孢菌素类主要有头孢吡肟。用药前必须详细询问是否有头孢菌素类、青霉素类或其他药物过敏史。

3. 碳青霉烯类抗生素

主要有亚胺培南/西司他丁、美罗培南和帕尼培南/倍他米隆，对各类革兰阳性球菌、革兰阴性杆菌和多数厌氧菌具强大抗菌活性，对多数β-内酰胺酶高度稳定。一般可能引起癫痫、肌痉挛、意识障碍等严重中枢系统不良反应，对有癫痫史者避免使用本类药物。

4. β-内酰胺类/β-内酰胺酶抑制药

主要有阿莫西林、氨苄西林/舒巴坦、头孢哌酮-舒巴坦和哌拉西林-三唑巴坦。要询问药物过敏史并做药物过敏试验。

5. 氨基糖苷类抗生素

主要有链霉素、卡那霉素、妥布霉素、阿米卡星等。任何一种氨基糖苷类的任一品种均具有肾毒性、耳毒性、神经肌肉阻滞作用，因此不宜与其他有此不良反应的药物同用。

6. 万古霉素和去甲万古霉素

主要用于耐药革兰阳性菌所致的严重感染。有肾、耳毒性，注意监测。与麻醉药合用时可引起低血压，必须合用时分瓶滴注，减缓滴注速度，观察血压。

7. 喹诺酮类

主要有诺氟沙星、依诺沙星、氧氟沙星、环丙沙星等。制酸剂含钙、铝、镁等金属离子的药物可减少本类药物的吸收，应避免同用。一般可引起皮肤光敏反应、关节病变、肌腱断裂等。

8. 甲硝唑和替硝唑

对厌氧菌、滴虫、阿米巴和蓝氏贾第鞭毛虫具有强大抗微生物活性。本类药可引起粒细胞减少及周围神经炎，禁止饮酒和含酒精饮料。肝病患者慎用。

（二）抗真菌药物

1. 两性霉素B

主要用于曲霉菌、念珠菌、隐球菌、组织胞质菌等引起的确诊或拟诊侵袭性真菌感染治疗及经验治疗。

2. 氟康唑

主要用于非粒细胞减少患者的深部念珠菌病。

3. 卡泊芬净

主要用于侵袭性念珠菌病、念珠菌血症及侵袭性曲霉素菌病。

4. 伏立康唑

主要用于免疫抑制患者的严重真菌感染、急性侵袭性曲霉菌病、伏立康唑耐药的念珠菌引起的侵袭性感染。控制静脉输注速度，检测视觉情况。

（三）抗病毒药物

主要有阿昔洛韦、盐酸万乃洛韦，以口服药为主。更昔洛韦静脉输注，最常见的不良反应是中性粒细胞减少或血小板减少，易引起外周静脉炎。

（四）止血药

血液病患者的出血原因有血管因素，如血管通透性增加、血小板数量和质量异常、凝血因子异常、纤溶功能亢进等。按出血机制不同选择止血药物，作用于血管的口服药有安络血、维生素C、芦丁，静脉用药有酚磺乙胺等，主要通过降低毛细血管通透性和脆性使血管收缩，减少血液外渗。凝血因子生成药有维生素K、巴曲酶、去氧加压素、鱼精蛋白。抗纤溶药有氨基己酸、氨甲苯酸、氨甲环酸、抑肽酶等。

（五）抗血栓药

1. 抗血小板药

主要有抑制血小板花生四烯酸代谢药物，如乙酰水杨酸（阿司匹林）、磺吡酮；提高血小板内c-AMP的药物，如前列环素、双嘧达莫；血小板膜受体抑制的药物，如噻氯匹定等。

2. 抗凝血药

主要有肝素和低分子肝素、水蛭素、抗凝血酶-Ⅲ、维生素K拮抗药、华法林等。

3. 溶栓药

主要有链激酶、尿激酶、纤溶酶原激活药、乙酰化纤溶酶原-链激酶激活复合物、尿激酶、葡激酶等。使用抗血栓药物后会发生出血现象，定时检测出凝血指标。

第三节　骨髓输注的护理

一、输注方法

（1）输髓前给予低分子右旋糖酐250ml静脉滴注，改善微循环，以利于骨髓的植入。输髓前30min，氯苯那敏8mg口服，地塞米松10mg小壶入，预防过敏反应。骨髓输注前后碱化尿液：5％碳酸氢钠250ml静脉滴注。输髓前给予呋塞米20mg小壶入，输髓过程中根据患者心脏负荷情况可再次给予呋塞米利尿。

（2）将骨髓瓶倒置10min后再输注，使骨髓内脂肪滴上浮，每瓶最后剩余的少量含脂肪颗粒的骨髓应弃掉，防止脂肪栓塞。

（3）采用密闭式静脉输髓法。输髓的速度越快越好，只要心脏能承受。一般要求>100滴/min，快速输注有利于供者骨髓在受者空虚的骨髓腔内迅速地着床。

（4）在输髓的同时，另开放一条静脉通路用于输入鱼精蛋白以中和骨髓中的肝素。鱼精蛋白与许多药物有配伍禁忌，故需要单独输注。每1mg鱼精蛋白可中和100U肝素，一般需中和2/3量的肝素即可。要匀速地使鱼精蛋白和骨髓同时按一定比例输注，这样有利于鱼精蛋白和肝素完全中和，在ABO血型主要不合和主次要均不合输髓的同时，应再开放一条静脉通路用于输入甘露醇以防止溶血后造成肾功能衰竭。

二、护理

（1）输髓前备好急救药品，以防输髓反应。

（2）骨髓输注时，勿用输血器和带过滤球的输液器，以免大量造血干细胞被过滤网黏附而影响移植效果。

（3）密切观察患者的心率，短时间内输注大量液体（骨髓量约1200ml左右），再加之长时间化疗对患者心脏的累积毒性较大，极易发生心衰。所以要密切观察患者有无心慌、胸闷、气短，双肺呼吸音是否清晰。必要时给予毛花苷C、呋塞米滴斗入，吸氧，纠正心衰。

（4）患者如果发冷、寒战、全身瘙痒，出现荨麻疹，立即给予异丙嗪肌注、保暖。必要时采取强有力的抗过敏措施，保证骨髓输注到患者体内；否则经过致死量放疗、化疗可导致患者死亡。输髓前给予地塞米松、氯苯那敏等抗过敏药物。

三、输注骨髓后注意事项

移植的骨髓干细胞，在患者骨髓腔内增殖分化到成熟需要2～4周，此时患者完全处于免疫抑制状态。因此，可出现多种并发症及移植物抗宿主反应，如皮肤损害、胃肠道症状、出血、移植物抗宿主病、淋巴结增大等。要做好感染、出血、移植抗宿主病、间质性肺炎等并发症的观察和护理，同时要注意关注患者的心理变化，鼓励患者战胜疾病。

第四节　血液疾病患者的静脉输液护理

一、输液前评估

患者入院首次输液前进行评估，采取的各种静脉输液方式均在患者自愿的基础上实施，使用PICC、锁骨下静脉置管、静脉输液港植入均在患者签字后操作。

（一）评估内容

1.患者因素

主要有患者意愿、经济条件、血管情况、是否活动自如、是否能自理、患者的生活方式、病情是否允许等。

2.治疗因素

主要有治疗时间、药物种类和pH值、渗透压等。

3.静脉通道器材因素

主要有性能、技术是否领先，并发症是否最小，价格及维护费用是否较低。

（二）选择不同输液器材的标准

良性病患者，输入等渗液体和等渗药物、输液时间短；家庭经济困难的采用头皮针或静脉留置针输液；肿瘤患者，输入化疗药物，胃肠外静脉营养液，输入pH值过高或过低药物，渗透压高的药物，反复采血、输入血制品，输液时间长，危、重、躁动患者，均采用经外周插管中心静脉导管（PICC）输液。肿瘤患者需要长期间歇性化疗，经济条件好的，采用静脉输液港，根据该病常规的化疗方案，选择单腔或双腔静脉输液港。异基因、半相合骨髓移植者，需要双腔导管静脉给药的，给予置入锁骨下双腔静脉导管。

（三）评估穿刺部位皮肤状况

静脉输液前首先要了解患者是否有中心静脉导管，如无导管则需要对穿刺静脉做仔细地观察和选择，这对能够准确地进行穿刺以及确保输液量的按时顺利完成有重要关系，特别是对长期输液治疗者，更应该注意对静脉的选择和保护。

（1）评估静脉能够承受治疗液体与药物。

（2）评估静脉能够长期使用。

（3）评估静脉应用情况。

（4）化疗药物应用。

（四）评估药物

在给患者使用药物治疗前，不仅应熟悉药物的治疗作用，更需要明确了解药物存在的各种风险，做好评估，确定治疗方案。

（1）评估药物的作用及不良反应。

（2）评估药物的浓度、渗透压、pH值。

二、输液计划

（一）药物的不良反应

输液计划要充分考虑到血液系统疾病种类多，发生于造血干细胞的不同细胞系，所有患者基本存在出血、感染、贫血、浸润等症状，化疗、水化碱化、抗感染、预防出血、血液制品支持贯穿在整个治疗中，化疗导致胃肠道反应加重，患者进食量减少，补液量每天要保持2000～3000ml，应监测钾、钠、氯等指标，维持电解质平衡，保持出入量基本稳定。

（二）药物对血管的影响

输液治疗时要合理安排化疗、水化、抑酸药、抗生素、保肝药、止血药、血制品的输注顺序，调节滴速，使治疗达到最佳效果。

（三）输液通路的建立

血液疾病的特点决定其输液优选经外周置入的中心静脉导管（PICC）。锁骨下静脉导管、颈内静脉导管、股静脉导管作为特殊情况下采用，有医生或麻醉师完成放置，护士维护使用。

三、输液实施

对新入院、病情变化、抢救、治疗方案临时调整等患者的临时输液治疗药物应在病区治疗室配制，严格执行"三查七对"制度及无菌操作技术，掌握药物的配伍禁忌，遵守现用现配原则。

四、评价

血液系统疾病患者主要从输液的安全性、有效性、舒适性、有无输液并发症发生的几个方面给予评价。

参考文献

[1] 蒋勤慧，马一兵，张银华. 静脉路径管理在血液病患者输液中的应用研究[J]. 上海护理，2011，11（1）：9-11.

[2] 朱建英，钱火红. 静脉输液技术与临床实践[M]. 北京：人民军医出版社，2014.

第十四章　战伤与灾难救护中
静脉输液治疗的发展

第一节　概述

　　"伤"是导致部队减员、部队战斗力削弱的重要原因，因而战伤防治研究一直是军事医学领域的核心内容，备受各国军队重视。抗休克为战伤救治的关键技术之一。因此，如何提高战伤救护保障能力，在短时间内快速建立救治通道，完成批量伤员的救治，是我们一直探讨和研究的问题。灾难被定义为由于自然或人为所致造成正常生活及人的尊严遭受破坏的状况，此破坏性完全超出了地区所能满足健康照顾需求的能力范围。护理人员作为灾难医学和救援医学的重要成员，一直是灾难现场救助中冲锋陷阵的主力军，在灾难现场救护及中远期援助方面所发挥的巨大作用也已引起广泛关注。输液技术是应急医学救援中一项极其重要的救护措施之一，尤其是对于失血性休克患者来说，快速建立稳定有效的药物输注通路是挽救生命的重要环节。研究显示：美军对失血和休克的一线战伤救治非常重视，已将静脉输液延伸到战斗救生员和卫生兵（0级和IA级阶梯），美军认为65%～80%的伤员需要输液治疗，同时召开了多次有关休克早期液体复苏治疗方面的专题研讨会，对战伤休克的治疗原则进行了综合评价和论证。美国《2005心肺复苏指南》提出病情危重需要紧急抢救者，应在90s内将复苏药物经静脉或骨髓给药，成功建立输液通道。由此可见，输液技术在应急医学救援中的应用值得深度关注和探讨，并寻求进一步的研究和发展。

第二节　应急快速通道的建立

据国内外研究显示，目前90%以上的住院患者接受静脉输液治疗。在各种创伤的现场急救过程中，迅速判断病情，在抢救窒息、控制大出血的同时，须尽快恢复有效循环血容量，用直式留置针开通一条以上静脉通道，输入平衡液或其他含盐液体。因此如何快速、有效、稳定地建立静脉通道，打开患者的生命之门并为进一步救治做好手术前期工作，是战伤或灾难救护中护士必须做到的。本章节是讨论护士在各种创伤现场急救时使用不同方法进行静脉通道建立的现状并提出相应对策。

一、静脉内使用不同方法建立静脉通道的分析

（1）调查中表明使用普通钢针建立静脉通道的成功率仅为50.00%，原因分析如下：

①普通钢针尖锐、硬度大，活动度大，不易固定，易刺破或脱出血管；

②患者搬运的次数多，有时需要脱去较多衣物或影响抢救，易使针头脱出；

③患者由于剧烈疼痛、情绪激动、精神紧张、意识不清等原因，肢体活动频繁，随意性强，意识不清的患者活动不受大脑控制，躁动的患者活动度更大，也易使针头脱出；

④普通钢针的输液速度比较慢，范荣升等早就在研究中提出用7#针头，最快输液速度为每分钟150滴，而在现场抢救中，因环境、血管、压力、针头位置等多种因素的影响，很多情况下还达不到最快速度，所以即使针头未脱出也要再建立静脉通道。

（2）调查中表明使用静脉留置针建立静脉通道的成功率为55.56%，增建静脉通道的方法为另选血管注射或在已经注射的静脉留置针上加接三通管，原因为静脉留置针前要接针头，输液速度同样达不到患者的需要，如去掉针头连接则使管道太短也易脱出，或注射药物和静脉输血需要同时进行。

（3）调查中表明使用静脉留置针配合三通管建立静脉通道的成功率为88.89%，增建静脉通道的方法为另选血管注射，原因为患者需要单独的血管注射升血压的药物。

二、护理人员对不同方法建立静脉通道的认可情况

留置针因其操作简单，置管时间长，保护血管效果好，便于临床用药和紧急抢救而广泛用于临床。本调查根据医务人员在现场抢救、途中运送及院内急救过程中使用不同方法建立静脉通道的情况，认为护士在抢救各类外伤患者使用静脉留置针，配合三通管建立静脉通道的医务人员占98%。被调查者认为在现场抢救和途中运送时，留置针配合三通管建立静脉通道具有使用简便、不容易脱出、输液速度快等优点，可多途径、根据不同需要进行静脉补液，且在搬运过程中易于护理，固定稳妥，并且在很大程度上能稳定患者和家属的情绪，医护人员也可将更多的时间和精力投入进一步的抢救中。

三、使用不同方法建立静脉通道的优点和缺点

普通钢针尖锐，硬度大，稍有活动易刺破血管，在搬运过程中很不好护理。留置针属硅胶类，柔软性好，临床上配合三通管使用，除留置针的优点外，使用三通管方便、快捷，只要将螺旋帽拧紧即可，比连接普通钢针时要用胶布粘贴省时，且可多途径快速输液，对于抢救大出血、休克和进行手术治疗的患者非常实用。

四、在急救现场使用留置针有利于穿刺

现场抢救时，由于患者受伤时间短，机体处于代偿和应激状态，全身小血管收缩，外周阻力升高，此时患者血压稍降或正常，甚至偏高，血管相对比较充盈，容易穿刺成功。当现场使用普通钢针注射时，除容易漏针外，由于输液速度较慢，重建静脉通道是必然的。患者从现场转运到医院，完成相应检查到进手术室需一定的过程及时间，患者很可能由代偿状态转变为失代偿状态，此时，静脉穿刺难度大大增加，且便于穿刺的血管在现场已被穿刺，再找其他血管建立静脉通道的难度也增加。护士在抢救各类创伤患者时，使用留置针配合三通管建立静脉通道方便、快捷、稳固、输液速度快，如果患者需要同时输入几组液体时，可同时连接2～3个输液器，就可达到输液目的。如大出血、休克、大手术、全麻患者一般需要2条以上静脉通道，接上三通管只要穿刺一处血管就能达到输液需要，既避免护士反复穿刺浪费时间，又方便给药，利于抢救，大大提高了医务人员的工作效率。特别是现场抢救创伤患者时，患者由于大量失血引起血容量不足、血管塌陷，需要快速建立静脉通道，在短时间内输

入大量液体和血液，更加能够利用和发挥留置针配合三通管的优点。因此，急诊护士在现场抢救创伤患者时，使用留置针配合三通管建立静脉通道既提高了工作效率，提高了抢救成功率，又为患者的进一步抢救提供了良好的条件，值得提倡。

五、如何提高穿刺率

（一）穿刺前准备

现场情况的复杂令人难以想象，用于静脉输液的物品、药品必须准备就绪，液体的配置时间、药名、浓度等尽可能书写在液体袋上；如果具备条件还要详细标识被困者的姓名、被救地点等，以减少转运时的交接内容，进一步节约时间。现场护士应沉着、冷静，随时做好穿刺的准备。只要一有机会，在现场指挥人员的命令下，则即刻施行静脉输液。

（二）穿刺中的注意事项

1. 血管选择

人体在应急状态下可导致血流迅速重新分布，主要集中于心脏而周围循环血量不足，被困者因脱水、失血、饥饿、疼痛、恐惧、休克等原因使静脉充盈度变差。此时，现场护士应结合被困者在断壁残垣下的外露部位，尽量选择较为粗大的血管进行穿刺，为快速补充血容量提供保障；尽可能避开关节处及凹陷处。因救治现场情况复杂，搬动人员较多，关节处活动度大，针头容易滑脱或穿破静脉，造成穿刺失败，影响救治效果。

2. 穿刺中的固定

在急救现场，被困者因被困多时，体弱无力，已无力握拳。在静脉穿刺前，现场的其他救助者可协助固定，在穿刺点上下10～15 cm处协助者用双手分别握紧肢体。如为颈静脉可用两手的示指与中指同时按压穿刺点两侧，一方面可以有效控制穿刺部位上下关节扭动，另一方面也可以起到止血带的作用，使血管尽量充盈。同时，还可以避免或减少穿刺时因疼痛躲避而造成穿刺失败。

3. 消毒

灾难现场卫生条件差，灰尘、蚊蝇等污染物对现场的侵袭性穿刺危害较大，并且不具备先清洗后消毒的基本条件。现场护士应将棉签用消毒液完全浸湿，消毒面积大于常规要求的直径5cm，快速且至少消毒两遍后再行穿刺，尽可能减少感染的概率。

4. 负压穿刺

被困者血容量不足，血压下降，四肢冰冷，末梢循环差，静脉细小且不充盈，有的大血管只显现蓝色条状，利用负压原理可提高静脉穿刺成功率。被困者周围静脉压较低，穿刺时针头进入血管后无回血或回血慢，现场护士不容易判断针尖是否进入血管。进针前反折头皮针一端，利用反折输液管放开后形成的压力，使调节器与针头这一段输液器内形成负压，而人体内的血压为正压，两者之间压力差明显。此方法操作程序简单方便，在静脉穿刺的整个过程中，负压持续存在，针头一旦进入血管即迅速回血，或者将输液袋与被困者呈水平位或略低于被困者，穿刺易见回血。注意勿使莫菲管倒置，避免空气进入血管。

（二）穿刺后的固定

穿刺成功后，最好用夹板固定上下关节，减少转运途中因被困者躁动、担架及汽车颠簸等致使针头滑脱而中断输液。如果有条件，可使用一次性透明敷料固定，优点在于节约时间、固定范围大、便于观察等。在"5·12"汶川大地震救援中，现场护士与其他一线救援人员的作用一样大，对生命的挽救意义非凡。对于突发的灾难救治，现场护士应灵活掌握，坚持因地制宜、因人而异的原则，想方设法建立有效的静脉通路，保障被困者的生命通道，提高灾害中被救治者的成活率。同时，只有上述这些提高静脉穿刺的方法是远远不够的，还需要减少现场环境对护士自身的情绪干扰，调整好情绪，用镇静、果断、审慎的心态完成操作，保持良好的心理状态，从而发挥最佳的救治水平。

第三节　战伤或灾难救护中静脉治疗的感染控制

静脉输液途径根据穿刺血管的选择分为经外周静脉输液途径和经中心静脉输液途径。外周浅静脉中头皮针穿刺操作简易，但保留时间短，易发生渗漏，且在休克患者周围循环较差、应急救援过程中环境受限的情况下，穿刺成功率低，延误抢救时间，因此，在此主要讨论战伤或灾害条件下静脉留置针的感染控制以及中心静脉输液的感染控制。

一、静脉输液感染的概念

感染是指发现并存在病原微生物的增长。静脉输液感染包括与导管相关的感染，如穿刺部位、隧道或与导管相关的血液感染，与输液管路有关的感染或污染。局部感染症状表现为输液部位发红、肿胀，可能有分泌物，白细胞升高。全身症状表现为体温波动，多汗，血压下降，意识改变等菌血症或败血症。

二、静脉输液感染的相关因素

（一）中心静脉导管的污染

临床中多数导管相关性感染的发生与使用中心静脉导管有关。首先由于中心静脉导管留置时间相对较长，特别是ICU病人病情危重，静脉输液困难或药物种类多，使留置导管成为常规输液通道，即使不再需要，也认为留置导管方便输液，因此增加了感染的风险。

1. 给药设备的污染

输液的辅助装置如肝素帽、输液接头、三通等在输液过程中都可能造成污染。例如输液接头和输液装置不配套，在治疗中使用或更换肝素帽，接头消毒欠规范，而其他给药设备受到污染，也有可能进入输液系统导致感染。研究表明，导管的连接装置可导致0.4%的污染机会，增加连接装置，污染概率将成倍增加。

2. 穿刺部位皮肤污染

皮肤是输液治疗相关的细菌感染的主要来源和途径，穿刺部位的微生物定植不仅导致了导管感染的最高发生率，同时也造成大部分的静脉血流性感染。例如穿刺时皮肤消毒方法不正确或使用皮肤消毒剂不符合要求，病人皮肤本身有感染或不完整，如烧伤病人等。显微镜下显示：在感染的导管中，微生物主要附着在导管外径的表面，葡萄球菌作为一种皮肤表面的常驻菌，是导致2/3的静脉相关感染的微生物。另外，人体躯干的皮肤温度高于上下肢的皮肤温度，皮肤温度越高细菌越容易增长，而中心静脉导管多置于躯干部，更容易导致微生物的生长。由于贴膜透气性差造成湿气和水蒸气聚集，增强了微生物的滋生。

3. 输入已污染液体

液体的污染是导致感染的主要原因之一。例如安瓿或输液瓶（袋）有缝隙或渗液；药物或液体配制过程中贮存环节不符合要求，操作过程中未执行无菌技术操作；药物在运输中破损、输液不密闭等造成污染。

4. 微粒的污染

在抽吸使用玻璃安瓿装载的药物时，用砂轮切割瓶口后，未用75%的乙醇擦拭瓶口，或不用手掰开瓶口处，而是用其他利器敲开安瓿，会造成药物微粒的增加；注射器反复抽药穿刺输液瓶塞，造成碎屑掉入液体内增加感染机会。研究显示针头插入瓶塞次数越多，产生的胶塞微粒就越多；针头越大，配液时液体中产生的胶屑就越多；针头重复使用次数越多，流经针头后液体所含微粒的数量也越多；注射器使用时间越长、污染率越高。

5. 无菌屏障使用不当

在进行中心静脉置管时，要求无菌屏障最大化，铺大的无菌巾，戴口罩、帽子、无菌手套和穿无菌隔离衣。由于医护人员不严格执行操作规范，导致感染控制落实不到位，例如实际工作中操作者很少穿无菌隔离衣进行操作，认为无菌物品不会接触自己身体的其他部位。但在临床观察中发现，如果在插管部位不太平坦和操作不熟练时，无菌物品会接触到操作者的手臂或工作服。

6. 穿刺部位及工具选择不当

静脉炎长期以来都被认为是发生感染的危险因素之一，而置管位置有继发导管相关感染和发生静脉炎的危险。在临床操作过程中，由于病人长期输液，在同一血管、同一部位反复多次穿刺，造成静脉炎，或者在静脉输液前护士未很好地评估病人血管与使用药物情况，而使用了不恰当的输液工具，例如穿刺针过粗，对血管损伤大；推注药物速度不宜控制；穿刺部位选择在不宜固定或关节处，出现液体渗漏；或使用药物浓度高，对血管刺激大，未选择中心静脉置管，造成静脉炎或皮肤坏死而发生感染。

（二）留置针感染的因素分析

1. 操作者的技术及无菌操作意识对感染的影响

（1）操作者的技术在一定程度上会影响留置针留置的时间长短及增加留置针对血管内膜的损伤，从而增加静脉炎发生的概率。

（2）操作使用留置针的任何一个环节，如不严格按照无菌技术操作，均有可能导致留置针被污染而导致感染的发生。

2. 经留置装置感染途径

（1）经穿刺部位皮肤的感染：皮肤表面的细菌在正常情况下对人体无害，但是在行静脉留置针穿刺的时候由于皮肤完整性受损，从而导致细菌沿着留置针穿刺处附着在留置针的表面并随留置针导管移行进入血液引起感染。

（2）静脉留置针及输液器材导致的感染：静脉留置针及器材甚至连接的肝素帽等在储存及使用的过程中均有可能受到细菌的污染，被污染的器材如用至人体就有可能导致感染的发生。

3. 留置针及留置部位的选择与感染的关系

（1）留置针的型号选择不合适，可增加留置针与血管壁的摩擦及加重血管内壁的损伤，从而增加静脉炎或血栓性静脉炎的概率。

（2）留置针的留置部位也和感染的发生率有关，人体皮肤各部位的细菌数量多少不等，应尽量选择细菌数少的部位留置，在一定程度上可以减少留置感染的发生。

4. 其他原因

（1）留置针留置时间越长感染概率就越大。

（2）留置针与输液器材接口的细菌数及肝素帽穿刺的次数均与感染有关。

（3）覆盖留置针敷贴更换的次数及抗生素的使用等均和留置针的感染有关。

三、静脉输液感染控制

（一）中心静脉导管感染的控制

1. 加强静脉输液的质量监控

实施输液治疗的护士应具有资质，操作时严格执行无菌技术操作规程，管理者要加强静脉输液的流程管理，并加大对护理人员执行力的监督，建立静脉输液预警机制，以有效预防静脉输液感染。

2. 加强教育与培训考核

加强护理人员的静脉输液知识和技能的培训，委派有资质的人员负责监督指导新手操作，并定期进行考核评估。

3. 手卫生监控

由于战伤或灾难条件下缺乏流动水，医务人员无法按照常规洗手，采取在帐篷及治疗车上配备速干型洗手消毒液来保证其手卫生，并强调医护人员的个人防护；建立篷区消毒点，配置浓度500mg/L有效含氯消毒液，准备清水为志愿者及陪伴提供手卫生条件，并提供一次性手套和口罩，指导志愿者做好个人防护工作。

4. 预防微粒污染

操作时保持环境清洁，实施密闭式静脉输液；在使用软袋输液时不要插排气管，并且按照输液袋注明的入口进行加药和输液；对于中药制剂的输液用药应选择使用终端带有过滤器的输液器；静脉输液药物现用现配，带有专用溶酶的药物，应用专用溶酶稀释药物，以免产生结晶、絮状物等；正确折断安瓿，砂轮划开后，应用75%酒精棉签消毒再徒手掰开，这样可有效预防药液被微粒污染；自密封瓶内抽吸药液时，要减少针头穿刺胶塞的次数；有条件的建立静脉输液配置中心或使用百级净化工作台净化空气，减少微粒污染。

5. 预防静脉炎的发生

静脉输液前正确评估患者血管、使用药物情况，选择合适的穿刺部位和置管方法，以有效保护血管，减少静脉炎的发生。加强护士的"三基"训练，输液过程中最大限度地使用无菌屏障，加强巡视发现问题及时处理；输液前后与患者及家属进行静脉输液告知和健康教育，取得治疗上的配合。对于留置静脉导管的患者（外周短导管、颈内静脉、锁骨下静脉、股静脉和经外周置入中心静脉导管）要评估置管情况，内容包括：

（1）透过敷料触诊穿刺部位，有无疼痛，观察有无红肿、渗出和敷料污染、松散的情况。

（2）当患者局部发生疼痛和有感染迹象时，应移除敷料或纱布观察穿刺部位。

（3）根据穿刺部位情况及时更换敷料。

（4）观察体温和血压变化，可疑导管感染及时做血培养和拔除导管。

（5）建议医生拔除不必要的留管。

6. 穿刺部位的皮肤消毒

静脉输液穿刺前，皮肤不清洁者先行皮肤清洁后，再进行消毒。消毒面积根据不同的穿刺方式选择，如用贴膜覆盖穿刺部位，其消毒面积应大于贴膜面积。皮肤消毒后不能再行触摸，除非再次消毒。所用消毒液自然风干后，方可进行穿刺。

7. 穿刺部位和置管方式的选择

根据患者的病情、血管条件、可能需要营养输注的天数、操作者资质以及技术熟练程度，选择置管方式。成人患者周围静脉穿刺应选择上肢远端部位，一般不选择下肢静脉穿刺，以避免静脉栓塞和血栓性静脉炎的发生。穿刺针头越细、针头斜面越短，对血管的损伤面越小，越有利于血管的保护。中心静脉置管则应首选锁骨下静脉穿刺。PICC（经外周穿刺置入中心静脉导管）穿刺首选贵要静脉，因头静脉在臂部上升时有窄段，有增加机械性静脉炎的风险。

（二）留置针感染的控制

1. 正确的操作方法

根据无菌操作原则准备好用物及药液，取合适的体位，评估患者的皮肤及血管；选择适当型号留置针后用头皮针接输液管，取出留置针把头皮针插入肝素帽内排气；扎上止血带，用碘酒、酒精或茂康碘消毒皮肤，准备无菌敷贴；取留置针旋转针芯后，持针翼15°～30°在消毒范围内1/2或2/3直刺静脉；进针速度宜慢，见回血后降低角度5°～10°再进针0.2 cm再将导管全部送入血管；松开止血带打开调速器，拔出针芯；用无菌敷贴做封闭式固定并固定延长管；根据要求调节滴速；向患者交代注意事项。

2. 穿刺部位、静脉及留置针的选择

（1）留置针的感染及静脉炎的发生与穿刺部位有关，根据体位选择穿刺部位，应避免在受压肢体侧静脉穿刺，也不应在测血压的袖带侧以及受伤肢体进行静脉穿刺，以免影响输液速度和给药效果。另外，应避开静脉瓣和有血栓的血管穿刺。选择上肢静脉置管优于下肢静脉，因上肢静脉离心脏近，上肢静脉给药或输液达心脏的速度比下肢快，而且上肢静脉瓣少，可减少血栓和静脉炎的发生。通过分析也表明：远端（踝部、手背）发生静脉炎及感染的概率明显高于近端（上肢头静脉、贵要静脉、肘部静脉），下肢静脉明显高于上肢静脉，这可能与下肢静脉瓣及远端血流缓慢导致血液及药液在血管内停留时间长有关，手背静脉留置易感染与手背易受水浸湿等污染有关。

（2）留置针的选择原则：血管粗直、血流丰富、无静脉瓣；可以根据输液量选择合适的静脉，如肘部静脉，而不宜选择手背静脉；根据需要选择最合适的静脉不但可以按时完成输液，还可以合理保护血管，这跟常规的头皮针选择从远端到近端有所区别。

（3）留置针的选择原则：选择适合患者病情及疗程需要的输液工具；在满足输液的要求前提下，选择最小型号的导管及选择安全的穿刺产品。

3. 操作静脉留置针的无菌意识

静脉留置针感染的主要细菌来源于皮肤，因此要加强操作时的无菌意识；

穿刺部位消毒的范围应大于敷贴的面积，消毒的范围直径应在8cm以上；消毒后待干方可实行穿刺操作，取留置针时应避免污染留置针；覆盖敷贴时手不可触及敷贴的内面。

4. 留置针操作技术的影响

穿刺时动作轻柔熟练，注意进针的角度（一般为15°～30°），如进针角度过小，易损伤血管内壁；而进针过度容易刺破血管后壁导致液体外渗，从而增加药物性静脉炎、机械性静脉炎及感染的发生。

（三）操作后静脉留置针的护理

1. 留置针保留的时间

在没有导管堵塞及感染的情况下可保留6d。

2. 敷料的更换

每周更换两次，更换时用碘酒、酒精或茂康碘消毒穿刺点及周围的皮肤，从内到外圆形消毒，范围应大于敷料覆盖的范围；消毒后勿用手接触穿刺部位，如有伤口渗液或渗血时使用纱布，因纱布能吸收渗出液，可减少感染的发生。

3. 输液器具的更换

输液管和连接针头每天更换1次；肝素帽每3～7d更换1次，输血后立即更换；尽量减少留置针接头的穿刺次数。

4. 正确的冲管与封管

冲管时采用脉冲式，即推一下停一下，使盐水在导管内形成小漩涡，将附着在导管和血管壁的药液冲洗干净。封管时采用正压封管，输液结束后只留针头斜面在肝素帽内，减少针头在肝素帽内的体积，再缓慢注入肝素钠盐水3～5ml，在推注封管液剩0.5～1ml时一边推注一边拔针，确保留置管内全部是封管液，而不是药液或血液。肝素生理盐水的使用能降低静脉血栓的发生率，减少导管感染及保持导管通畅。

5. 留置期间患者及家属的注意事项

护士要向患者及家属交代如何做好日常生活护理和观察穿刺部位的情况，如何穿脱衣服和淋浴，如何进行置管肢体的活动，嘱患者减少剧烈活动，避免碰撞留置针，导管及穿刺部位注意避免与水直接接触，保持敷贴固定清洁。

6. 留置针在留置期间的观察

注意观察穿刺局部皮肤有无红、肿、热、痛等感染症状，穿刺点有无液体渗漏以及不明原因的发热，如有怀疑或证实留置针有感染或阻塞，应立即拔管。

第四节 可控野战输液装置的应用

一、引言

传统的悬挂式输液方式操作方便，但是存在隐蔽性不好、不便于搬动等缺点。由于野战条件的特殊性，传统输液方式实用性不强。为了克服上述缺点，陈明华等发明了一种新型可控性野战输液装置，并已申请实用新型专利（专利申请号为200920245604.7）。

二、背景

战伤休克是常见的战伤死亡原因，可见创伤早期救治非常重要。传统的抢救技术包括止血、包扎、固定、通气外，还应尽早地对伤员建立静脉通路，补充有效血容量，恢复微循环灌注。野战输液对抢救战伤休克人员是十分有益的。理想的输液装置不仅能够满足院内救护常规治疗的需要，还要满足院前急救和野战急救这类环境恶劣条件下的救护需要。其速度应可根据需要进行调节，放置位置没有限制，使输液、输血均可实现。

三、材料与方法

可控性输液装置（如图14-1所示）由压缩弹簧、轴心杆、控制滑块及控制横杆、上板、底板、卡槽侧板6部分共7个组件组成。可控性输液装置加压示意图如图14-2所示。可控性野战输液装置固定示意图如图14-3所示。

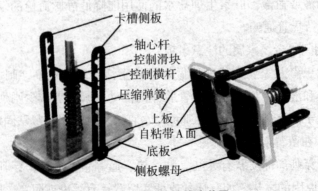

图14-1　可控性输液装置

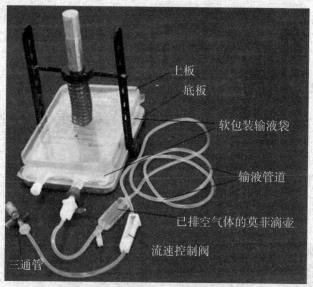

图14-2　可控性输液装置加压示意图

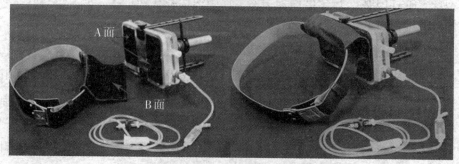

图14-3　可控性野战输液装置固定示意图

（一）上板

上板为一块矩形硬质透明薄板，厚约2cm，其长宽稍大于普通500ml软包装输液袋，上板的顶面正中有一根突起的螺杆，该螺杆与轴心杆一端陷入的螺母螺旋固定。

（二）轴心杆

轴心杆为一实心铝质圆柱体，柱体表面标有刻度，柱体的一端有内陷螺母，旋转铝质柱体使该螺母与上板正中突起的螺杆相固定。

（三）压缩弹簧

压缩弹簧为一定弹力系数、初长度、螺距的压缩型弹簧，其内径稍大于轴心杆的直径，将弹簧套入轴心杆。

（四）控制滑块和控制横杆

控制滑块为一环状固体，其内径稍大于轴心杆直径，但略小于压缩弹簧内径。环形控制滑块两端焊有两根等长的控制横杆，两横杆平行于同一直线，两横杆与控制滑块的长度之和稍大于底板的宽度，将控制横杆及控制滑块也套入轴心杆。

（五）底板

底板为矩形硬质薄板，厚度约2cm，长宽与上板相当，两侧中间通侧板螺母与2个"L"形卡槽侧板相固定。

（六）卡槽侧板

卡槽侧板为"L"形条状韧性结构，中间镂空，由1个长条形和7个倒鱼钩状的镂空融合构成，镂空的内径稍大于控制横杆的外径，"L"形短边与底板通过侧板螺母相固定。

（七）输液袋的放置位置

在底板的中央放置软包装输液袋，将上板置于输液袋的上方，对齐，扳开卡槽侧板，将控制横杆两端放入卡槽侧板的长条形镂空内。工作时，下压控制滑块、压缩弹簧，并使两侧控制横杆卡于两侧卡槽侧板的倒鱼钩状镂空内。横杆卡于不同位置卡槽，可对软包装输液袋施加不同的压力，且可以通过轴心杆上的刻度读出弹簧的压缩程度，从而实现可控性野战输液。

四、使用方法

（1）先打开软包装输液袋的外包装，去除其输液插口的塑料帽，插入输液器后将输液袋袋口向上，通过手挤将袋内气体排出，并使液体充满输液管道，用三通封闭管道备用。

（2）取出底板，将2块卡槽侧板通过侧板螺母固定于底板两侧；将软包装输液袋放置于底板上，与长轴平行；将轴心杆通过突起于上板中央的螺栓竖直固定于上板，确定牢固后将上板底侧压于输液袋的上侧；将压缩弹簧套入轴心杆，再将控制横杆及控制滑块套入轴心杆，扳开2块卡槽侧板，将控制横杆的两端放入卡槽内，装置准备完毕。

（3）对伤员行浅静脉或者深静脉置管术，将输液导管与套管针相连，打开三通，再将控制滑块及控制横杆下压，使横杆两端卡于两侧相对的卡槽，根据输液需要选择卡槽的位置，在速度标尺上读出弹簧压缩程度，进而推算出输液速度。

参考文献

［1］李春燕，黄静，李丽，等.北京地区静脉输液专业化发展现状调查及对策［J］.中华护理杂志，2009，44（7）：607-609.

［2］黄艺仪，张美芬，李欣，等.现代急诊急救［M］.北京：人民军医出版社，2008.

［3］范荣升，孙丽荣，薛宗勇，等.纠正静脉补钾疼痛的临床研究［J］.实用护理杂志，2001，17（12）：2-5.

［4］王丽珍，牛小霞，储芳.地震救灾现场有效提高伤员静脉穿刺成功率的几点体会［J］.解放军护理杂志，2008，25（6B）：7.

［5］杨莘.静脉输液护理指南［M］.北京：科学技术文献出版社，2009.

［6］杨继军，康赛霞，庄碧玉，等.PICC置管的护理风险及对策［J］.中国实用护理杂志，2006，22（8）47.

［7］钟华荪.静脉输液治疗护理学［M］.北京：人民军医出版社，2007：258-259.

［8］李家育，李玉梅，宋金斗，等.砂轮的消毒与安瓿药液微粒污染的研究［J］.中华护理杂志，1999，34（3）：142-143.

［9］解颖，李佳斌，苏若萍.安瓿药物抽吸中的误操作与玻璃微粒污染的关系［J］.实用护理杂志，1999，15（10）：36-37.

［10］钟华荪.静脉输液治疗护理学［M］.北京：人民军医出版社，2007：270-271.

［11］赵霖，王华生，韩忠福.溶药用注射针头及药液瓶橡胶塞微粒污染影响的研究［J］.中华护理杂志，1997，32（1）：12-14.

［12］陈玉平，罗桂芝，高丽娟，等.感染控制专科护士在预防ICU中心静脉导管相关性血流感染中的作用［J］.中华护理杂志，2009，44（10）：895-897.

［13］曾春芳，谭佳秋，赵海燕，等.特大自然灾害后医院感染的应急管理

[J].中华全科医学，2009，7（10）：1134.

[14] 王建荣，蔡虻，呼滨.输液治疗护理实践指南与实施细则 [M].北京：人民军医出版社，2009：81-92.

[15] 余承菊.住院老年尘肺患者静脉输液外渗的防护 [J].中外医学研究，2011，9（18）：94.

[16] 刘秋秋，张小琼，李希.术中穿刺部位静脉炎发生原因分析及对策 [J].护理学杂志，2005，21（2）：51-52.

[17] 李丽，朱庆新.手术期间的输液管理 [J].临床护理杂志，2006，7（6）：56-57.

[18] 朱静，铁华.外周静脉留置针致静脉炎的原因分析 [J].宁夏医学杂志，2003，25（11）：701-702.

[19] 林珍，张定涛.外周静脉留置针临床细菌学调查分析 [J].四川医学，2004，25（12）：1377-1378.

[20] 姚春辉.静脉留置针封管方法的改进 [J].护理研究，2008，22（6B）：1530.

[21] 徐迎春.静脉留置针两种封管方法效果的观察 [J].护理研究，2005，19（11C）：2517.

[22] 汪素萍，邓兵，席曙桂.锁骨下静脉置管化疗的应用及护理体会 [J].广西医学，2002，24（9）：1487-1488.

[23] 唐广良.静脉留置针感染防治综述 [J].当代护士，2003，（10）：50-52.

[24] 陈明华，张铨.可控性野战输液装置在模拟火线抢送伤员训练中的应用 [J].东南国防医药，2011，13（6）：491-493.

第十五章　静脉输液治疗的职业与安全防护

第一节　概述

一、定义

医务人员职业暴露是指医务人员在从事诊疗、护理活动过程中接触有毒、有害物质，或者传染病病原体，从而损害健康或危及生命的一类职业暴露。通常按照暴露源的不同可将医务人员职业暴露分为生物性职业暴露（包括细菌、病毒和寄生虫等），物理性职业暴露（辐射、锐器伤），化学性职业暴露（消毒剂、化学制品等）及其他职业暴露。

锐器伤是指被各种锐利器具如缝针、刀片、针头、安瓿玻璃等导致的损伤。在职业暴露引起的感染病例中90%是由锐器伤引起的。它是医务人员在职业活动中所面临的最主要的职业危害。

艾滋病病毒职业暴露是指医务人员从事诊疗、护理等工作过程中被艾滋病病毒感染者或者艾滋病患者的血液、体液污染了皮肤或者黏膜，或者被含有艾滋病病毒的锐器刺破皮肤，有可能被艾滋病病毒感染。

标准预防是指认为病人的血液、体液、分泌物、排泄物均具有传染性，需要进行隔离，不论是否有明显的血迹、污染，是否接触非完整的皮肤和黏膜，接触上述物质者，必须采取防护措施。

二、护士职业暴露现状

（一）针刺伤情况严重

据美国国立职业安全和健康研究所（NIOSH）的统计，美国每年有60万～

80万专业人员被针头刺伤。国内毛秀英等调查显示，实习护士实习期间发生锐器伤害的比重占93.3%，平均6.4次/人，其中以针头和玻璃为主的伤害占到了80.33%，被污染物刺伤占37.72%。任小英对343名临床护理人员的调查显示88.92%的护士受到过针刺伤害，其中有半数护师职称的护理人员被针刺伤的频率≥5次。另外，护士在被针刺伤的当时，约86%的人采取了一般消毒措施（碘酒+酒精），能较规范处理的仅占4%左右，有0.33%的护士未做任何处理。

（二）化学药物防护不到位

朱晓红等对北京5家综合医院的140例临床护士的调查显示，72.5%的护士未接受过化疗防护的培训，17%的护士在就学期间曾学过，12%的护士曾自学过。溶解化疗药物时有78人（占56.5%）只戴口罩而没有其他的防护，仅有9人穿隔离衣，防护帽仅为燕尾帽，均未戴防护目镜，有123人戴的是乳胶手套，65.2%的人认为接触化疗患者的排泄物没有必要防护。甚至还有24人（占17.4%）对接触化疗药物产生的具体危害含糊不清。

（三）职业暴露防护教育不足和自我防护意识缺乏

直到21世纪初，我国护理教育体系中尚无职业防护教育有关的课程。毛秀英等对26所护士学校/学院（北京19所，外省市7所）的调查发现，所有护校均没有开设职业防护课程，也无相应教材。另外，高溶的调查发现，多数护士认为只有传染病病房的护士感染各类疾病的可能性大，其他病区一般不容易发生院内感染，因此，在各种护理操作中，不注意个人保护，怕麻烦，尤其是一些侵入性操作，不主动戴手套，有时偶尔戴手套，还是为了应付上级部门的检查。

三、护士职业暴露的主要危险因素

护士职业暴露的危险因素主要有生物性因素、化学性因素、物理性因素和社会性因素等。

（一）生物性因素

生物危害主要是指由细菌、病毒、真菌或寄生虫等引起的感染。在诸多生物危害中，护士因锐器损伤尤其是因针刺伤而感染经血液传播的疾病最严重。护士频繁接触患者的血液、体液、分泌物及排泄物，受感染的危险性极大。感染途径常见于针刺伤，通过黏膜或者非完整性皮肤接触一起感染。

（二）化学性因素

护士职业中的化学危害主要来自抗肿瘤药物、消毒制剂及清洁剂。多数抗肿瘤药物为细胞毒剂，对实验动物具有毒性、致畸性、致突变和致癌性。护士在接触抗肿瘤药物时，如不注意防护，会给自身带来极大的危害，如自然流产、宫外孕及先天畸形等生殖损伤。

（三）物理性因素

物理性危害可分为运动功能性损伤和物理刺激。运动功能性损伤最为典型的就是腰背痛，腰背痛是一种职业相关性疾病，其最基本的特点就是疼痛和运动功能障碍，危险因素主要是护士常年超负荷工作，如大量换床单，铺床，为重患卧床患者更换床单，为重患或长期卧床患者翻身拍背等工作。

四、护士职业暴露原因分析

1. 护士缺乏标准预防知识

护士在校时接受的职业暴露相关知识教育不多，参加工作后所接受的相关职业培训中涉及职业安全防护的内容也不多，导致多数护士的防护意识淡薄，对职业暴露的危害认识不足。

2. 护士操作流程不规范

临床护理工作中，不排除一些高年资护士，认为自身操作技能娴熟，不按操作流程操作而受伤，还有一些新护士及护士实习生，由于护理操作技术不熟练，没养成使用职业防护用品的良好习惯，同时由于医院科室监管力度不够，或者科室工作量大，导致护士不按操作流程进行护理工作，致使职业暴露事件发生。

3. 缺乏相应的防护措施

国内大多数医院在基础设施建设方面投入力度小，防护措施不到位，缺乏标准预防的基本设施，给护士的工作带来极大的危险隐患。

4. 工作负荷过重

临床上有些科室如外科、急诊科的护理工作量重、时间紧、侵入性操作多，更容易遇到锐器伤；工龄较长的护士人员不但承担了临床一线的主要护理工作，同时还承担照顾家庭、教育子女的社会重任，因而工作压力大，极易受到伤害。

5. 护患关系

患者对医疗护理工作的期望值越来越高及消费观念的不同，容易对医护人员产生不满和不信任感，要求护士操作必须做到完美无缺，稍有不妥，很容易导致护患关系紧张，患者不好好配合护理操作，这也是导致锐器伤的危险因素。

第二节　静脉输液治疗护理风险管理

静脉输液风险是指在输液过程中由于各种因素的影响发生的威胁患者健康和生命安全的突发事件。静脉输液是临床实践中最常用的治疗手段之一，具有方便快捷、起效快、时间短等优点。由于静脉输液涉及配液、穿刺、输液等多个环节，每个环节都存在较高的安全风险，可能造成患者反复穿刺痛苦、输液不适和输液不良反应等风险的发生，引起患者及其家属的抱怨和投诉。因此，针对静脉输液的护理风险因素，制定有针对性的护理对策，有效提高静脉输液的护理安全和治疗效果，有效降低静脉输液风险是非常值得关注的。

一、静脉输液治疗护理风险因素

（一）查对制度落实不严格

护士在输液过程中未能认真执行"三查七对"制度，如未及时澄清书写错误的医嘱，甚至是口头医嘱；配药前医护之间沟通不通畅，医嘱更改后护士没有认真核对，不能及时发现处方中的配伍禁忌；或者配药时用药错误；或者护士对处方存有疑问但仍继续执行，造成药物作用机制冲突；特别是在面对同名同姓患者时，发生错误用药，出现较为严重的不良反应；输液袋上签注不规范的姓名和时间，签注时间与实际时间不符，导致护患纠纷。

（二）无菌操作观念不强

无菌操作观念在静脉输液过程中非常重要，然而在临床工作中，一些护士的操作不符合无菌操作技术规范，导致外界污染物污染药液，引发输液反应。如橡胶塞碎屑、玻璃屑、黏土、细菌、药物微晶等微粒进入人体，引起的血管栓塞、肉芽肿、过敏反应、热原反应、静脉炎、血小板减少等危害较为严重且持久。配药操作台和药品储藏间未能按无菌规定进行严格的消毒灭菌，致使空气中的漂浮细菌和颗粒物严重超标，此时药液极易受到污染。这不仅严重影响药物的治疗效果，且会造成患者及其家属的不满，引发护患纠纷。

（三）操作技术水平差

护士静脉穿刺水平差，尤其一些新上岗的护士，可出现多次穿刺失败的现象，给患者增加了不必要的痛苦。穿刺技术不熟练，患者不合作等原因都会导致血管损伤。静脉穿刺失败可能会发生液体外渗，同时，在护理操作过程中，护士缺乏沟通技巧，不能与患者进行必要的沟通和交流，在某些特殊情况下患者可能误解护理操作。

（四）药物因素

（1）因药物外包装相似而混淆使用，如果护士没有仔细查对，易取错药物发生事故。

（2）频繁更换使用批号与规格不同的同种药物，会增加护士的操作难度，配药剂量易发生错误。

（3）不了解和掌握新药配用的禁忌。临床使用的新药层出不穷，在与其他药物配伍使用时在常规配伍禁忌表中查询不到或没有联合用药实践，药液中可能出现白色混浊物或结晶体，影响药物疗效。

（五）其他因素

配药溶药时采用不当的方法，如将参附注射液、黄芪注射液等注入大瓶液体时会有大量泡沫产生，出现瓶内排气困难；瓶中药物抽吸时反复穿刺瓶口胶塞，形成的胶塞碎屑可以进入瓶内的药液中。采取不合适溶剂致使药物变性，如灯盏花素用葡萄糖液，或氟罗沙星注射液用0.9%氯化钠溶液溶解均会出现结晶，注射器抽吸奥美拉唑混用其他药物时可能会出现粉红色。输液治疗时未遵守医嘱规定的间隔时间，如某些抗菌药物、奥美拉唑、盐酸氨溴索等药物两次用药时间应该间隔12 h，而护士并未严格执行，药物疗效会受到影响。

（六）健康宣教不到位

护士没有很好地对患者及家属开展健康教育活动，没有讲解遵医嘱治疗的重要意义及讲解药物应用的注意事项，可能会影响药物疗效。如输入甘露醇速度过慢会影响到药物疗效的发挥，输入钙剂和钾剂速度过快可能会导致心律失常甚或心搏骤停的发生，输注化疗药物和阿奇霉素、左氧氟沙星、氯化钾注射液等药物过程中会出现疼痛，此时如改变输液速度，药物疗效也会受到影响。

二、常见静脉输液护理风险的处理

（一）液体渗出

在输液过程中出现液体渗出，其主要原因可能是护理人员在穿刺时没有使针头在血管内处于正确的位置和患者活动导致针头活动脱离血管，针对这种情况，一方面要提高护理人员的业务能力，另一方面要求风险管理小组落实责任，及时巡视，及时发现液体渗出状况，以免渗入皮下组织。

（二）针头脱落

出现这种情况的主要原因有静脉输液针固定不牢；患者活动及患者家属护理不到位；患儿自行拔除针头，这种问题可通过安抚患儿，降低患儿活动幅度，使用硬纸板固定输液针头解决。

（三）感染

因输液造成感染的主要原因包括无菌操作不严格，输液室环境条件较差，护理人员穿刺技术较差造成血管内膜损伤。对此，应加强输液室环境卫生管理，提高护理人员穿刺技术。

（四）给药错误

发生给药错误时，护士应立即停止给药，并向患者及家属承认错误，请求患者及家属原谅，询问医生是否具有危险，如何处置。静脉输液不良事件的发生较常见，应给予护士相关培训，最大限度地减少对患者的伤害。

三、静脉输液风险管理护理对策

（一）加强用药和护理安全管理

为保证用药安全，护士应严格遵守相关部门制定的一般药品管理制度、抗菌药物以及麻醉和精神药品使用管理制度，建立健全医嘱执行和查对制度，规范护士在合理用药过程中的职责范围与基本原则，切实做到合理安全用药。护士要将在用药过程中出现的药物不良反应按照国家的规定进行上报；医院及其各科室要成立药物不良反应监测小组，预防和监测静脉输液过程中出现的药物不良反应和安全隐患，避免和降低药物不良反应的发生，保证用药安全。静脉输液时应严格执行风险职责制度和输液质量标准，所有护理操作流程均应规范化，设有专人进行监督检查。

（二）严格落实医嘱核对制度

医嘱单和治疗单要两人有声进行核对，实行班班查对，必须随时查对病重患者更改的医嘱，不允许代签临时医嘱的患者姓名，谁执行谁签字。发现问题或存在疑问要及时反馈给医生，在处方和药品明确无误后再进行操作。

（三）严格执行无菌操作

处置室和治疗室要完善无菌操作规范和制度，不得重复使用注射器、针头和输液器等一次性医疗用品。输液室除配置固定的加湿器和空气净化器外，每天应按常规应用消毒液或紫外线灯进行消毒，并定期完成空气细菌培养工作。

（四）规范药物配置操作技术

溶药技术正确与否直接影响护士的护理效率，还能有效保证药物疗效和安全性，预防污染微粒进入血液循环。减少污染微粒进入血液循环的主要方法在于严格选用合格的输液用具，实施密闭式静脉输液，应选择带有终端过滤器的输液器用于含有中药制剂的输液制剂。

（五）提高穿刺技术

熟练的穿刺技术可以避免因为反复穿刺对患者造成的痛苦。根据病人身体和病情等实际情况选择合适的静脉血管。一般应选取相对较为粗大和神经分布较少处的血管作为穿刺点，尽量减少患者的疼痛感。要合理选择输液工具，以便尽可能地延长静脉使用寿命，减轻病人痛苦，预防静脉炎的发生。要合理选择穿刺部位、穿刺角度和力度，这是穿刺成功的关键。穿刺成功后要将针头和输液管路固定好。长期输液患者应注意做好血管保护工作。

（六）加强输液巡视和健康宣教

在患者输液期间护士应及时巡视病房，注意观察患者是否出现输液不适、不良反应等情况的发生，并及时更换药物。合理控制滴注速度，一般根据药物理化性质和治疗要求调节滴速，适当减慢对血管刺激较强药物的滴速。要对应用静脉输液泵严格控制输入速度的患者，在积极对患者及其家属开展健康教育的同时，要根据患者身体和实际情况增加巡视次数，在观察药物滴注速度的同时，积极观察药物可能出现的毒副作用和不良反应。为保证药物疗效，可制定优先输液原则，静脉滴注抗菌药物要现用现配。

第三节　静脉输液治疗职业防护

一、建立职业暴露管理制度

建立护士发生被艾滋病、乙肝、丙肝、梅毒病人血液或体液暴露时的报告流程。医院管理部门应将职业暴露后的紧急处理流程下发至临床科室，使护士能在发生职业暴露后第一时间汇报、咨询，做出及时有效的预防和治疗。定期检测结果和长期随访，将职业暴露危害降至最低。医院管理部门定期将医院护士职业性血源性病原体暴露情况进行汇总分析并反馈给临床护士，汲取经验教训，达到教育护士的目的。

二、强化职业防护意识，加强培训教育

在职业暴露安全管理中，最根本、直接、有效的办法是做好预防，提高护士自我防护意识与技能。培训教育的内容主要包括标准预防、医院感染预防和控制、预防针刺伤的措施、院内规章制度、安全注射的护理操作流程、常见经血液传播疾病流行特点及传播途径、艾滋病病毒职业暴露防护指导、医疗废物管理和相关法律法规，如《医院感染管理办法》《血源性病原体职业接触防护导则》《医疗机构医疗废物管理办法》等。医院应高度重视护理人员职业防护培训教育，通过形式多样的培训方法、宣教内容使护理人员深刻认识到职业暴露的危害性，树立全面的预防观念，增强风险意识。

实习生、新上岗护士、进修人员，必须经考试合格后方可上岗。在职护士也要不断接受继续教育，定期参加培训，学习相关知识。

三、改善医疗环境，提高护理产品的安全性

医院应加大对基础设施的投入力度，不断改善标准预防基础设施，良好的医疗环境是预防职业暴露的安全保障。更新管理者理念，医院采购安全防护用品不是增加医院成本，从长远看，是节约了医疗成本。

提高护理产品的安全性已成为降低护士针刺伤发生的第一道并且是最好的防线，医院的采购部门应该多考虑临床工作的实际需求，采购经济实用的防护产品，如无针头产品、具有安全保护性装置的产品、安全采血针等。

四、规范操作流程

护理人员在护理操作过程中，由于操作流程不符合规范要求增加了不必要的危险环节，因此督导护理人员养成良好的规范操作习惯，明确针刺伤易发生的环节，将针刺伤发生率降到最低。在护理操作过程中应遵守：

（1）护理人员应牢记安全操作步骤，严格遵守护理治疗操作常规，严格执行清洁、无菌技术和隔离制度。

（2）护理操作时，保证室内光线充足，避免锐器伤发生。

（3）在操作过程中给操作者留下足够的空间，避免受到针头的损伤。

（4）处理裸露针头时，保持手指远离针尖，不要把裸露针头转交给别人，应及时处理。

（5）禁止双手回套针帽。

（6）正确使用手套，在执行侵入性操作时应戴手套；操作者手部皮肤有破损，在进行输液、抽血、注射等可能接触患者体液、血液的护理操作时，一定要戴手套；不要反复使用手套或者戴着手套洗手；在使用手套或其他个人防护性设备之前要检查是否完整；操作完毕或摘手套后应立即彻底洗手。

（7）给不合作的患者进行注射时，应取得他人的协助，避免针刺伤。

五、正确处理损伤性锐利器具

（1）科室配备的锐器盒应具有不宜刺破、防漏、可密封、有牢固的盖子和箱体锁定装置，有明显的生物危险品警告标志。

（2）护理人员在操作后，应立即将针头或锐器直接放入锐器盒内，减少其裸露时间。

（3）针头和锐器垃圾严禁与普通医疗垃圾混放，避免刺伤处理垃圾的工作人员。

（4）任何时候不要弯曲、损坏或剪割污染的针头。

（5）手持注射针头或锐器时，不要做危险滑稽动作刺伤自己或他人。

（6）不要随意放置注射器在不适当的地方，如病人床上、床头柜上、地板上等。

（7）锐器盒装满3/4时关闭停用，不要用力将锐器或针头放入已盛满的锐器盒内，不要将手伸到锐器盒内。

六、建立护理人员的预防保健制度

主要包括建立入职前体检制度、强制性表面抗体阴性者乙肝疫苗接种制度、建立个人档案及定期体检制度等。

七、合理分配人力资源，减少工作压力

健康的身心是预防疾病和更好工作的前提，为此，从管理者角度来说，工作量大的科室最好尽可能实行科学的弹性排班，合理安排人力，以保证护士良好的工作状态和身心健康。护士自身要努力建立良好的人际关系，包括护患关系、医护关系和护士间关系，保持愉悦、舒畅的心理状态，增强自我心理调节能力和对环境适应能力；其次，要培养积极向上的生活态度和健康的生活方式，加强体育锻炼，平时多参加社会活动，保障身心健康，适当减压，不断学习，丰富完善自己的专业知识和技能。

八、使用必备的防护用具，做好化学危害防护

护士在配制或使用消毒剂时，必须戴上专用防护手套、口罩、眼罩，这样可以避免皮肤与消毒剂接触。护士为肿瘤患者配制、输入、入壶化疗药物时，应戴防护乳胶手套。有条件的医院，抗肿瘤药物的配备应在专门的配药室、层流操作台上进行；没条件的医院，抗肿瘤药物配药室应设在人流较少处，室内要安装排风设备，保证空气流通。

九、强化洗手意识，减少接触传播

接触传播是最常见的传播方式，医护人员因工作接触，手上携带的细菌较多。卫生部《医疗感染管理规范》特别指出正确的洗手是一种经济而又有效的自我保护和防止交叉感染的措施。养成操作前后严格洗手的习惯，尤其是手及皮肤表面接触患者血液、深层体液或可能受污染的器具后、接触患者前后等应立即用肥皂和流动水严格按七步洗手法彻底清洗。在洗手过程中一定要认真规范，克服不良习惯（如洗完手后随意在工作服上擦拭等）。

第四节　我国静脉治疗相关法律法规条款

静脉输液治疗是我国临床护理工作中应用最重要的治疗手段之一。随着静脉输液技术的不断发展，护士在静脉输液中的作用也发展迅速。然而静脉治疗是一项侵入性操作，护士行为的正确与否关系到患者的健康与生命，护士职能的扩展也意味着其承担的法律风险的增加。自2002年《医疗事故处理条例》实施以来，人们法制观念日益增强，医疗维权案件屡屡出现，甚至出现过度维权的现象。作为一名护理工作人员，要做到知法、守法、用法是非常重要的。

一、相关法律法规条款

卫生法是由国家制定和认可，并由国家强制执行力保证实施的，旨在调整医药卫生关系，保护人体健康的法律法规的总称，也是我国护士在静脉输液实践中必须遵守的法律法规。卫生法包括宪法、卫生法律、卫生行政法规、卫生规章、技术性法规等。

（一）宪法

宪法是我国的根本大法，也是我国制定卫生法律和法规的渊源和依据。宪法第三十条规定：公民的人身自由不受侵犯。第三十八条规定：公民的人格尊严不受侵犯。第四十一条规定：由于国家机关和国家工作人员侵犯公民权利而受到损失的人，有依照法律规定取得赔偿的权利。护士在工作中必须尊重患者的这些权利。

（二）卫生法律

卫生法律是指全国人民代表大会及人大常务委员会制定的法律文件。目前，我国与静脉输液实践关系较为密切的卫生法律有《中华人民共和国传染病防护法》《中华人民共和国药品管理法》《中华人民共和国献血法》《中华人民共和国职业病防治法》。此外，在我国民法、劳动法、环境保护法、消费者保护法及刑法中也有些条款与静脉治疗护理实践密切相关。

（1）《中华人民共和国药品管理办法》的目的是加强药品监督管理，保证药品质量，保障人体用药安全，维护人民身体健康和安全用药的合法权益。第三十五条规定：国家对麻醉药品、精神药品、医疗用毒性药品、放射性药品实行特殊管理，管理办法由国务院制定。第四十八条、第四十九条规定：禁止生产、销售假药、劣药。其中变质的、被污染的药物均按假药处理，未标明有效期或变更有效期、不注明或者更改生产批号，超过有效期的均按劣药处理。如果护士在工作中为了谋取私利而用假药、劣药，就可能构成生产、销售假药、劣药罪。

(2)《中华人民共和国献血法》的目的是为保障医疗用血需要与安全，保障献血者与用血者身体健康。第二十二条规定：医疗机构的护士违反本规定，将不符合国家规定标准的血液用于病人，由县级以上地方人民政府行政部门责令改正；给病人健康造成损害的，应当依法赔偿，对直接负责的主管人员和其他直接责任人员，依法给予行政处分，构成犯罪的，依法追究刑事责任。护士在为病人进行输血操作时，在取血、保存、输血等环节要严格遵守护理规范，保证准确无误。

(3)《中华人民共和国传染病防治法》的目的是预防、控制和消除传染病的发生与流行，保障人体健康。第三十九条规定：从事传染病医疗保健人员玩忽职守，造成传染病传播或者流行的，给予行政处分，情节严重的、构成犯罪的，依照刑法的规定追究刑事责任。护士在护理传染病人时，没有按规定对病人进行相应的隔离，也没有按规定对病人污染的物品进行消毒处理，导致传染病传播时，就违反了我国传染病防治法，按情节轻重要承担不同的法律责任。

(4)《中华人民共和国民法通则》的目的是保护公民、法人的合法民事权益。第九十八条规定：公民享有生命健康权，如护士违反"三查七对"原则，给病人用错药物，导致病人死亡的，就造成了对病人生命权的侵害。护士未及时巡视输注化疗药物的患者，发生药物外渗导致病人局部肌肉坏死，影响肢体功能，就构成了对病人健康权的侵犯。第一百条规定：公民享有肖像权，未经本人同意，不得以营利为目的使用公民的肖像。因此护士在工作中如果需要病人相关照片资料作为科研与教学等使用，必须征得病人本人的同意。第一百零一条规定：公民享有名誉权，公民的人格尊严受法律保护，禁止用侮辱、诽谤等方式损害公民的名誉。护士侵犯病人的名誉权，一般是对病人一些较隐晦的疾病的误诊，如性病等。

(5)《中华人民共和国刑法》规定，一切侵犯公民的人身权、民主权和其他权利，以及危害社会的行为，依照法律应当受到刑法处罚的，都是犯罪，但是情节显著轻微危害不大的，不认为是犯罪。明知自己的行为可能发生危害社会的结果，并且希望或者放任这种结果发生，因而构成犯罪的，是故意犯罪。故意犯罪，应当负刑事责任，应当预见自己的行为可能发生危害社会的结果，因为疏忽大意而没有预见，或者已经预见而轻信能够避免，以致发生这种结果的，是过失犯罪。过失犯罪，法律有规定才负刑事责任。

护士在工作过程中可能因疏忽发生医疗纠纷与事故，甚至医疗事故罪，也可能因为不了解刑法而犯罪。①危害公共安全罪：刑法第一百一十四条、第一百一十五条规定，投放毒害性、放射性、传染性病原体等物质或者以其他危险方法危害公共安全，构成危害公共安全罪。如护士在护理传染病极强的病人时，未按要求处理各种医疗废物，导致医疗废物流失而发生此传染病病原体在社会扩散时，就有可能构成扩散传染病菌种罪的主体。②生产、销售伪劣药品罪。刑法第一百四十一条、第一百四十二条规定，生产销售假药，足以危害人体健康的，就构成生产销售伪劣药品罪。如护士独自向病人推销假药、劣药，或者为谋取私利使用假药、劣药，都可构成生产、销售假药、劣药罪的主体。③生产、销售不符合标准的医疗器械、医用卫生材料罪。刑法第一百四十五条规定，生产不符合保障人体健康的国家标准、行业标准的医疗器械、医用卫生材料，或者销售明知是不符合保障人体健康的国家标准、行业标准的医疗器械、医用卫生材料，足以严重危害人体健康的行为，即构成犯罪。如护士在工作中使用明知道不合格的产品，造成病人健康伤害的，也可称为生产、销售不符合校准的医疗器械、医用卫生材料罪的主体。④故意杀人罪是指故意非法剥夺他人生命的行为，是一种严重侵犯公民人身权益的犯罪。刑法第二百三十二条至第三百二十五条规定，对故意杀人的、过失致人死亡的、故意伤害他人身体、过失伤害他人致重伤等犯罪行为应负刑事责任。在护理实践中也可能发生故意杀人的行为，如护士在抢救与自己有很深过节的患者的过程中，故意将医嘱里的急救药改成生理盐水，导致患者抢救无效死亡，这个护士即构成故意杀人罪。⑤盗窃罪是指以非法占有为目的，秘密窃取公、私财产的行为。护士偷拿医院药品或者将应给患者的药品非法占为己有，均可构成盗窃罪的主体。⑥伪证罪是在刑事诉讼中，证人、鉴定人、记录人、翻译人对案件有重要关系的情节，故意做虚假证明、鉴定、记录、翻译、意图陷害他人或者隐匿罪证的行为。护理人员在记录时将静脉输液药名或者药物的剂量写错，进行涂改、更改或者刮痕，这些证据材料都可能成为伪证罪的主体。⑦非法采集、供应血液或制作血液制品罪。刑法第三百四十条规定：非法采集血液、供应血液或者制作、供应血液制品，不符合国家规定的标准，足以危害人体健康的，即构成犯罪。

（三）卫生行政法规

（1）《医疗事故处理条例》规定医疗事故是指医疗机构及其护士在医疗活动中，违反医疗卫生管理法律、行政法规、部门规章和诊疗护理规范、常规，过失造成病人人身损害的事故。根据病人人身损害的程度，医疗事故分四级。

一级医疗事故：造成病人死亡、重度残废的。

二级医疗事故：造成病人中度残废、器官组织损伤致严重功能障碍的。

三级医疗事故：造成病人轻度残废、器官组织损伤致一般功能障碍的。

四级医疗事故：造成病人明显人身损害的其他后果的。

《医疗事故处理条例》是专门就医疗事故的认定、处理、鉴定和赔偿制定的一部行政法规；需要指出的是该条例不是处理医疗事故的唯一依据，对于该条例中没有的规定或者规定不明确的，则要依据有关的法律、行政法规及规章制度处理。

（2）《护士条例》的目的是为了维护护士的合法权益，规范护理行为，促进护理事业发展，保障医疗安全和人体健康。条例是关于护士执业注册的权利和义务、医疗卫生机构的职责、法律责任的行政法规。

①护士执业，应当经职业注册取得护士执业证书。护士有按照国家有关规定获得与本人业务能力和学术水平相应的专业技术职务、职称的权利，有参加专业培训、从事学术研究和交流、参加行业协会和专业学术团体的权利。

②护士有获得疾病诊疗、护理相关信息的权利和其他履行护士职责相关的权利，可以对医疗卫生机构和卫生主管部门的工作提出意见和建议。

③护士执业，应当遵守法律、法规、规章或者诊疗技术规范的规定。发现病人情况危急应当立即通知医生；在紧急情况下为抢救垂危病人生命，应当先行实施必要的紧急救护。

④护士发现医嘱违反法律、法规、规章或者诊疗技术规范的，应及时向开具医嘱的医师提出，必要时应当在该医师所在科室负责人或者医疗卫生机构负责医疗服务管理人员报告。

⑤护士应当尊重、爱护、关心病人，保护病人的隐私。

⑥护士有义务参与公共卫生和疾病预防控制工作。发生自然灾害、公共卫生事件等严重威胁公众生命健康的突发事件，护士应当服从县级以上地方人民政府卫生主管部门或者所在医疗卫生机构的安排，参加医疗救护。

⑦护士执业，有获得与其所从事的护理工作相适应的卫生防护、医疗保健

服务的权利；从事直接接触有毒有害物质、有感染传染病危险工作的护士，有依照有关法律、行政法规的规定接受职业健康监护的权利；患职业病的护士，有依照有关法律、行政法规的规定获得赔偿的权利。

参考文献

［1］童欣，杨英，陈显春.护士职业暴露的现状与防护措施［J］.当代护士，2012（11）：10–11.

［2］胡海燕，王瑶.儿科门诊静脉输液护理风险管理及作用分析［J］.儿科药学杂志，2016，22（4）：31–34.

［3］李雪艳.静脉输液的护理风险因素和对策［J］.中国卫生产业，2015（27）：162–164.

［4］钟华荪.静脉输液治疗护理学［M］.3版.北京：人民军医出版社，2015.

［5］吴玉芬，彭文涛，罗斌.静脉输液治疗学［M］.北京：人民卫生出版社，2012.

［6］蒋萍，王红.我国医院静脉治疗护理管理进展［J］.中国护理管理，2007，7（2）：54–56.

附　表

附表1　PICC穿刺操作评价表

操作者姓名：　　　　　日期：　　　　　得分：　　　　　评分者姓名：

		分值	得分
	准备用物(5分)		
1	PICC穿刺包1个	1	
2	10ml注射器2支,无针输液接头1个	1	
3	无菌手套(无粉)2副	1	
4	生理盐水100ml或肝素盐水100ml(10U/ml肝素稀释液,新生儿0～10U/ml肝素稀释液)	1	
5	10cm×12cm无菌透明敷料1个,胶布、纱布若干,止血带,弹力绷带	0.5	
6	消毒剂:75%乙醇/碘酒/碘伏	0.5	
	操作步骤(95分)		
1	洗手,戴口罩,查对医嘱	1	
2	选择静脉:首选贵要静脉	2	
3	病人平卧,术侧手臂外展90°,向患者解释操作目的及配合事项	3	
4	测量穿刺点经右胸锁关节至第3肋间的距离和术侧上臂臂围	3	
5	建立无菌区:打开PICC穿刺包,戴无菌手套	4	
6	助手协助将第一块治疗巾垫在患者手臂下,将止血带放好	2	
7	消毒:①用75%乙醇棉签或棉球消毒皮肤3遍,消毒范围以穿刺点为中心,上下直径20cm,两侧至臂缘;②75%乙醇待干后,碘伏消毒3遍	5	
8	穿无菌衣,更换无菌手套	4	
9	铺孔巾及治疗巾	4	

		分值	得分
10	预冲导管:用注射器抽取生理盐水预冲导管,润滑亲水性导丝。若为前端修剪式导管,按预计导管长度进行修剪:①剥开导管的保护套至预计的部位;②撤出导丝至比预计长度短1cm处,在预计刻度剪切导管	5	
11	扎止血带:让助手在上臂扎止血带,使止血带末端远离无菌区,嘱患者握拳,保证静脉充盈	2	
12	去掉穿刺针保护套,松动针芯	4	
13	实施穿刺:①绷紧皮肤,以15°～30°角实施穿刺;②见到回血后降低穿刺角度,再进针0.5～1cm,使套管尖端进入静脉;③固定钢针,将套管鞘送入静脉	10	
14	从导入鞘内取出穿刺针:①助手协助松开止血带,嘱患者松拳;②左手食指按压导入鞘前端静脉,拇指固定针柄,右手撤除针芯;③将钢针放入锐器收集盒	5	
15	置入导管:①用右手将导管匀速送入静脉;②送管时轻抬左手食指,停顿时左手食指压紧导入鞘前端静脉;③置入导管25cm时,嘱患者下颌向下压并偏向术侧肩膀,导管进入测量长度后,头恢复原位	6	
16	退出导入鞘:①置入导管剩下10～15cm之后,即可退出导入鞘;②按压导入鞘上端静脉,退出导入鞘使其远离穿刺部位	5	
17	劈开或撤离导入鞘:①劈开导入鞘并从导管上剥下;②在撤离导入鞘时注意保持导管的位置	2	
18	继续置入导管:均匀缓慢地将剩余导管置入静脉至所需长度	2	
19	抽回血,再次确认穿刺成功	2	
20	移去导引钢丝:①左手固定导管,右手撤出导丝;移去导丝时,要轻柔缓慢;②将导丝放入锐器收集盒内	4	
21	正压封管,导管末端连接无针输液接头	4	
22	清理穿刺点:①移去孔巾;②清洁穿刺点周围皮肤,切忌不要用75%乙醇刺激穿刺点	1	
23	固定导管,覆盖无菌敷料:①将体外导管放置呈"S"状弯曲;②根据不同导管,安装不同的固定翼;③在穿刺点放置1cm×2cm小纱布并用无菌胶贴固定;④覆盖10cm×12cm无菌透明敷料,将导管全部覆盖在透明敷料下	5	
24	确定导管位置:拍X线片确定导管尖端位置并记录检查结果	2	

续附表1

		分值	得分
25	PICC穿刺后的记录:记录置入导管的长度、胸X线片显示的导管位置;②导管的型号、规格、批号;③所穿刺的静脉名称、臂围;④穿刺过程描述,如是否顺利、患者有无不适的主诉等	6	
26	向患者及家属交代置管后的注意事项	2	

附表2 PICC穿刺记录表

患者姓名:_____ 住院号:_____ 门诊号:_____

性　　别:_____ 年　龄:_____ 身高:_____

入院时间:_____ 诊　断:_____ 联系电话:_____

置管日期:_____ 操作者:_____

导管厂家:_____ 类　型:_____ 规格:_____ 长度:_____

预冲管液:□肝素盐水　□生理盐水　□其他

使用药物及时间:_____

上肢:□左　□右　静脉:□头静脉　□贵要静脉　□肘正中静脉

臂围(肘窝上9cm)cm_____

插入长度:_____cm　外露长度:_____cm

体位:□平卧位　□半卧位　□坐位

X线片拍摄时间_____　导管尖端位置_____

有无加压包扎:□有　□无

交代置管后注意事项:□有　□无

出院指导:□有　□无

再退出_____cm　实际_____cm　新的尖端位置_____

操作者_____　拔管日期:_____

时间:_____　拔管原因:_____

出院带管:随访者_____

注释:_____

_____

_____

_____

_____

签名:_____

附表3　PICC护理记录表

患者姓名＿＿＿＿　　科室＿＿＿＿　　　　住院号＿＿＿＿　　　门诊号＿＿＿＿

操作者＿＿＿＿　　　置管日期＿＿＿＿　导管尖端位置：＿＿＿＿

置管长度：＿＿＿＿cm　　　　　　　　　导管外露长度：＿＿＿＿cm

日　期	无针输液接头	延长管	冲、封管液体	换透明敷料	外露长度/cm	手臂周长/cm	状况描述	签　名

　　注：（1）当进行导管维护时，须做记录；（2）"无针输液接头、延长管"栏：使用时打"√"，未使用时打"×"；（3）"冲、封管，换透明敷料"栏：操作执行打"√"，未操作打"×"；（4）冲、封管液要注明液体名称；（5）每次维护时，应测量导管外露长度和手臂周长。

附表4 PICC效果评价表

患者姓名_____   科室_____   住院号_____   门诊号_____

操作者_____   置管日期_____   导管尖端位置_____

置管长度_____cm 导管外露长度_____cm

穿刺时导管并发症：

□穿刺失败

□无法将导管顺利送入

□导管未到达指定位置

□血肿

□误伤动脉、神经

□心律失常

治疗期导管并发症：

□机械性静脉炎

□导管阻塞

□凝血性阻塞使用尿激酶溶栓剂量_____   浓度_____   次数_____

□非凝血性阻塞

□血栓形成栓子部位_____   溶栓药物_____   剂量_____   浓度_____

□穿刺处渗血

□导管内自发返血

□穿刺处渗液

□接触性皮炎

□导管脱出移位的脱出长度_____cm

□化学性静脉炎

□细菌性静脉炎及导管感染

□导管相关性血流感染（血培养阳性，高热）

□怀疑导管相关性血流感染（血培养阴性，导管拔管后高热消失）

□导管断裂

导管拔除原因：

□完成治疗 □出院 □严重静脉炎 □血栓形成

□确诊感染 □疑似感染 □破损，断裂 □导管脱出

□渗液 □死亡

附表5 封管护理步骤表

	外周静脉留置针	中心静脉导管(PICC)
封管步骤	SASH或SAS	SASH
冲管液及用量	5～10ml生理盐水	10ml以上生理盐水(选用10ml以上注射器)
封管液选择	生理盐水	肝素盐水
肝素液浓度	生理盐水	0～10U/ml肝素盐水
封管液用量	2ml	封管液用量＝(导管容积+附加装置容积)×2

SAS：S生理盐水，A给药，S生理盐水。SASH：S生理盐水，A给药，S生理盐水，H肝素盐水。

附表6 导管堵塞原因及护理干预措施表

堵塞原因	护理干预
血液纤维或血液凝结	①立即通知医生 ②遵医嘱使用清除导管堵塞的药物 ③清除导管堵塞物
机械性堵塞	①如果导管或输液装置纠结在一起,或被夹住,将导管或输液装置解开或打开 ②如果内嵌滤网堵塞,更换滤网 ③如果稳定静脉留置导管的缝线束紧导管,及时告知医生,遵医嘱拆除缝线,重新固定 ④如果置入失败,重新置入新导管
导管夹闭综合征	①立即通知医生 ②如使用X射线检查,通知放射医师可能出现导管夹闭综合征 ③根据导管通路的级别,决定是否采取进一步的临床干预
导管错位或移位	①立即通知医生 ②使患者改变位置,改变导管末端的方向 ③遵医嘱快速冲洗导管内部 ④遵医嘱可以采用荧光透视法引导改变导管的位置 ⑤遵医嘱运用无菌技术撤出部分导管 ⑥如果改变导管位置的尝试未成功,通知医生,遵医嘱拔除导管
药物或矿物质沉淀	①立即通知医生 ②遵医嘱用盐酸、半胱氨酸盐酸、碳酸氢钠等清除导管内沉淀

续附表6

堵塞原因	护理干预
脂肪乳剂剩余物	①立即通知医生 ②遵医嘱使用75%乙醇或氢氧化钠清除

附表7 采血、输血操作评价表

操作者姓名：　　　　　日期：　　　得分：　　　　　　　　评分者姓名：

项　目		总分	质量标准	分值	扣分原因	得分
采血 (45)	仪表	5	仪表端庄,服装整洁			
	评估	5	了解患者病情,评估血管状况和患者合作程度			
			向患者解释采血方法,告知可能发生的问题			
	操作前	6	洗手,戴口罩			
			备齐用物,放置合理			
			检查采血针及采血管			
	操作过程	20	穿刺前查对			
			皮肤消毒规范			
			扎止血带规范			
			穿刺手法正确			
			一次穿刺成功			
			采血量准确			
			拔针方法正确			
			采血管及采血针处理正确			
			再次核对,向患者告知注意事项			
	操作后	9	安置患者,整理床单和治疗车			
			洗手,签字			
			用物处置正确			
			血标本及时送达血库			

项 目		总分	质量标准	分值	扣分原因	得分
取血 (5)	整体 评价	5	体现人文关怀,注意与患者沟通			
			操作正确,动作连贯、轻柔			
			操作时间小于5min			
			取血用物齐全			
			核对及检查符合规范			
			血液安全取回			
输血 (50)	评估	5	再次评估,选取适合的血管			
			向患者解释输血方法,告知可能发生的问题			
	操作前	10	洗手,戴口罩			
			备齐用物,放置合理			
			检查输血器及备用药物			
			有输血同意书			
			连接输血器符合无菌原则			
	操作 过程	25	床旁,两人严格查对			
			一次排气成功			
			扎止血带规范			
			皮肤消毒规范			
			一针穿刺成功			
			松止血带、调节夹			
			固定方法正确			
			输血器与血袋连接符合无菌原则			
			试滴观察认真			
			输血滴速调节符合要求			
			再次核对			

续附表7

项 目		总分	质量标准	分值	扣分原因	得分
	操作后	5	安置患者,整理床单和治疗车			
			洗手,两人双签字			
			用物处置正确			
	整体评价	5	体现人文关怀,注意与患者沟通			
			技术熟练,符合操作规程			
			全过程不超过15min			
合计		100				